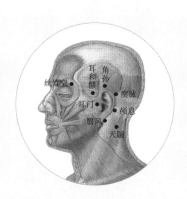

# 郭长青

## 经络穴位全真图解

主编◎ 郭长青　刘乃刚

中国健康传媒集团

中国医药科技出版社

**图书在版编目（CIP）数据**

郭长青经络穴位全真图解 / 郭长青，刘乃刚主编 . — 北京：中国医药科技出版社，2019.9

ISBN 978-7-5214-1367-0

Ⅰ.①郭…　Ⅱ.①郭… ②刘…　Ⅲ.①经络—图解 ②穴位—图解　Ⅳ.① R224.4

中国版本图书馆 CIP 数据核字（2019）第 202061 号

**美术编辑**　陈君杞
**版式设计**　也　在

出版　**中国健康传媒集团**｜中国医药科技出版社

地址　北京市海淀区文慧园北路甲 22 号

邮编　100082

电话　发行：010 - 62227427　　邮购：010 - 62236938

网址　www.cmstp.com

规格　710 × 1000mm $\frac{1}{16}$

印张　6

字数　138 千字

版次　2019 年 9 月第 1 版

印次　2019 年 9 月第 1 次印刷

印刷　北京盛通印刷股份有限公司

经销　全国各地新华书店

书号　ISBN 978-7-5214-1367-0

定价　**28.00 元**

获取新书信息、投稿、为图书纠错，请扫码联系我们。

# 编写人员名单

主　　编　郭长青　刘乃刚

副 主 编　郭　妍　杜宁宇

编写人员　舒　琦　王春久　杨　雪

　　　　　王　彤　付昕怡　谢汶姗

　　　　　陈烯琳

# 前言

　　针灸学是我国传统医学的重要组成部分，针灸治疗具有简便、实用、有效的特点，同时针灸治疗通过适宜的刺激作用于穴位，通过调整人体气血以及自身的愈病潜能达到治疗目的，是一种自然、绿色疗法。

　　针灸治疗以经络穴位为根本，各种治疗措施均是通过经络穴位发挥作用，因此，掌握经络穴位是应用针灸疗法的基础。能不能准确选取穴位，直接关系针灸治疗效果的优劣。《太平圣惠方》有云："穴点以差讹，则治病全然纰缪。"因此历代针灸医家均十分重视对穴位位置的选取。在北宋天圣年间，为了规范针灸取穴，曾经制作了三具铜人，并在铜人身上标注标准的经络穴位以供针灸教学和考试之用，对于规范穴位定位起到了积极的作用。但是其制作成本昂贵，不易普及。而穴位图谱正可以替代其作用，具有直观、轻便、便于查阅的特点，成为学习穴位的很好工具。

　　唐代孙思邈曾说："欲指取其穴，非图莫可"，就是说要想准确地选取穴位，必须有针灸图谱才行。本书采用图文对照的方式介绍了十四经362个穴位（最新国家标准中将印堂穴归入督脉），穴名、定位、主治、操作以表格形式呈现，穴位图置于表格右面，互相参照，一目了然。同时，穴位图将经络穴位的体表定位与解剖学图谱相结合，使读者不仅能准确指取穴位的体表位置，更可以掌握穴位局部的解剖知识，对经络穴位结构有全面的了解，便于经络穴位的应用。我们希望本书的出版，能对针灸疗法的普及和应用起到促进作用。

郭长青

2019 年 6 月

# 目　录

# 第一章　穴位定位方法

## 第一节　骨度分寸法

骨度分寸法，古称"骨度法"，即以体表骨节为主要标志折量周身各部的长度和宽度，定出分寸，并以此作为定穴标准的方法。此法最早见于《灵枢·骨度》。现代常用骨度分寸则是以《灵枢·骨度》为基础，并在长期医疗实践中不断修改和补充而成。（表 1-1，图 1-1，图 1-2）

表 1-1　常用骨度表

| 部位 | 起止点 | 折量分寸 | 度量法 | 说明 |
|---|---|---|---|---|
| 头部 | 前发际正中至后发际正中 | 12 | 直寸 | 用于确定头部腧穴的纵向距离 |
| | 眉间至前发际正中 | 3 | 直寸 | 用于确定前发际及其头部腧穴的纵向距离 |
| | 两额角发际之间 | 9 | 横寸 | 用于确定头前部腧穴的横向距离 |
| | 耳后两乳突之间 | 9 | 横寸 | 用于确定头后部腧穴的横向距离 |
| 胸腹胁部 | 胸骨上窝至胸剑结合中点 | 9 | 直寸 | 用于确定胸部任脉穴的纵向距离 |
| | 胸剑结合中点至脐中 | 8 | 直寸 | 用于确定上腹部腧穴的纵向距离 |
| | 脐中至耻骨联合上缘 | 5 | 直寸 | 用于确定下腹部腧穴的纵向距离 |
| | 两肩胛骨喙突内侧缘之间 | 12 | 横寸 | 用于确定胸部腧穴的横向距离 |
| | 两乳头之间 | 8 | 横寸 | 用于确定胸腹部腧穴的横向距离 |
| 背腰部 | 肩胛骨内侧缘至后正中线 | 3 | 横寸 | 用于确定背腰部腧穴的横向距离 |
| 上肢部 | 腋前、后纹头至肘横纹（平尺骨鹰嘴） | 9 | 直寸 | 用于确定上臂部腧穴的纵向距离 |
| | 肘横纹（平尺骨鹰嘴）至腕掌（背）侧远端横纹 | 12 | 直寸 | 用于确定前臂部腧穴的纵向距离 |
| 下肢部 | 耻骨联合上缘至髌底 | 18 | 直寸 | 用于确定大腿部腧穴的纵向距离 |
| | 髌底至髌尖 | 2 | 直寸 | |
| | 髌尖（膝中）至内踝尖（胫骨内侧髁下方阴陵泉至内踝尖为13寸） | 15 | 直寸 | 用于确定小腿内侧部腧穴的纵向距离 |
| | 股骨大转子至腘横纹（平髌尖） | 19 | 直寸 | 用于确定大腿部前外侧部腧穴的纵向距离 |
| | 臀沟至腘横纹 | 14 | 直寸 | 用于确定大腿后部腧穴的纵向距离 |
| | 腘横纹（平髌尖）至外踝尖 | 16 | 直寸 | 用于确定小腿外侧部腧穴的纵向距离 |
| | 内踝尖至足底 | 3 | 直寸 | 用于确定足内侧部腧穴的纵向距离 |

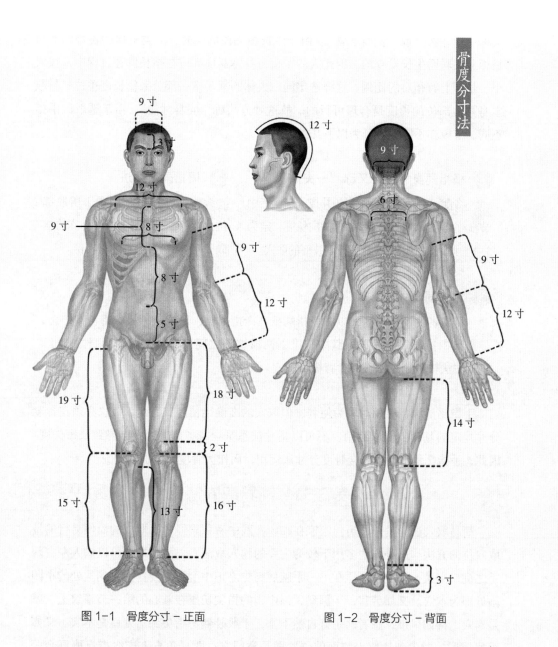

图 1-1　骨度分寸 – 正面　　　　　图 1-2　骨度分寸 – 背面

骨度分寸法

9寸

3寸

12寸

12寸

9寸

8寸

9寸

8寸

12寸

5寸

19寸

18寸

2寸

15寸

13寸

16寸

9寸

6寸

9寸

12寸

14寸

3寸

第一章　穴位定位方法　2

## 第二节　手指比量法

手指比量法，是用手指某局部之长度代表身体局部之长度而选取穴位的方法，又称"指寸法"或"同身寸法"。由于生长相关律的缘故，人类机体的各个局部间是相互关联而生长发育的。因此人的手指与身体其他部位在生长发育过程中，在大小、长度上有相对的比例。这样选定同一人体的某手指一部分来作长度单位，量取本身其他部位的长度是合理可行的。故这种方法称"同身寸法"。由于选取的手指不同，节段亦不同，可分为以下几类：

**❶ 横指同身寸法，又称"一夫法"**

将食、中、无名、小指相并拢，以中指中节横纹处为准，量取四横指之横向长度，定为3寸。此法多用于腹、背部及下肢部的取穴。

**❷ 拇指同身寸法**

将拇指伸直，横置于所取部位之上下，依拇指指间关节的横向长度为1寸，来量取穴位。

**❸ 中指同身寸法**

将患者的中指屈曲，以中指指端抵在拇指指腹，形成一环状，将食指伸直，显露出中指的桡侧面，取其中节上下两横纹头之间的长度，即为同身之1寸。这种方法较适用于四肢及脊背横量取穴。

手指比量法在应用时较为便利，但取穴的准确性稍差。因此，该法必须在骨度分寸规定的基础上加以运用，不可以指寸法悉量全身各部，否则会导致长短失度。因此，手指比量法必须结合骨度分寸法运用，而作为骨度分寸法的补充。

## 第三节　简易取穴法

简易取穴法，是总结历代医家在临床实践中所积累经验而形成的简便易行的量取穴位的方法。这种方法多用于较为主要的腧穴取法上。如列缺，可以病人左右两手之虎口交叉，一手食指压在另一手腕后高骨之正中上方，当食指尖到达处的小凹陷处即为本穴。又如劳宫，半握拳，以中指的指尖切压在掌心的第一节横纹上，就是本穴。再如风市，患者两手臂自然下垂，于股外侧中指尖到达处就是本穴。又如垂肩屈肘，肘尖到达躯干侧面的位置即是章门穴；两耳角直上连线中点取百会等等。这些取穴方法虽不十分精确，但由于腧穴并非针尖大的范围，所以完全可以寻找到较强的感应处，因此是实用的。

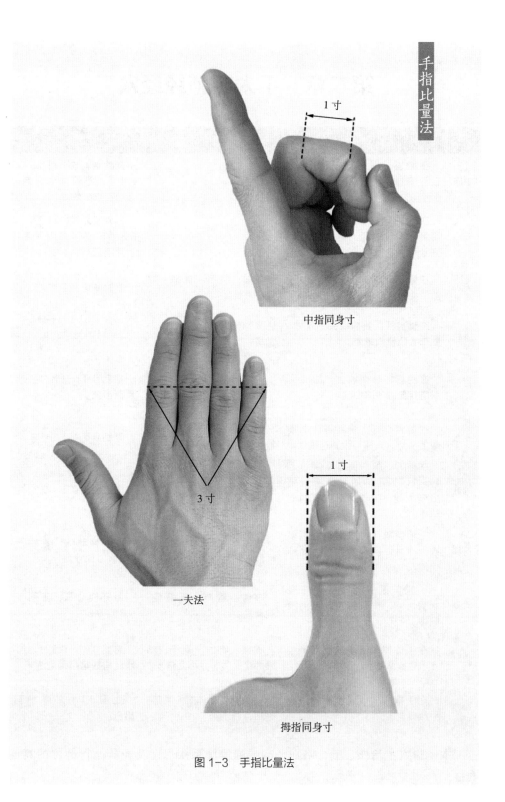

1寸

中指同身寸

3寸

一夫法

1寸

拇指同身寸

图1-3 手指比量法

# 第二章　手太阴肺经经穴

| 穴位 | 定位 | 主治 | 操作 |
|---|---|---|---|
| 中府 | 在胸部，横平第1肋间隙，锁骨下窝外侧，前正中线旁开6寸。 | 咳嗽、气喘、胸满痛；肩背痛。 | 向外斜刺或平刺0.5～0.8寸，不可向内深刺，以免引起气胸。 |
| 云门 | 在胸部，锁骨下窝凹陷中，肩胛骨喙突内缘，前正中线旁开6寸。 | 咳嗽、气喘、胸痛；肩背痛。 | 向外斜刺或平刺0.5～0.8寸，不可向内深刺，以免引起气胸。 |
| 天府 | 在臂前区，腋前纹头下3寸，肱二头肌桡侧缘处。 | 咳嗽、气喘、鼻衄；瘿气；上臂痛。 | 直刺0.5～1寸。 |
| 侠白 | 在臂前区，腋前纹头下4寸，肱二头肌桡侧缘处。 | 咳嗽、气喘；干呕；上臂痛。 | 直刺0.5～1寸。 |
| 尺泽 | 在肘区，肘横纹上，肱二头肌腱桡侧缘凹陷中。 | 咳嗽、气喘、咯血、咽喉肿痛；肘臂挛痛；急性吐泻、中暑、小儿惊风。 | 直刺0.8～1.2寸，或点刺出血。 |
| 孔最 | 在前臂前区，腕掌侧远端横纹上7寸，尺泽与太渊连线上。 | 咯血、咳嗽、气喘、咽喉肿痛；肘臂挛痛。 | 直刺0.5～1寸。 |
| 列缺 | 在前臂，腕掌侧远端横纹上1.5寸，拇短伸肌腱与拇长展肌腱之间，拇长展肌腱沟的凹陷中。 | 咳嗽、气喘、咽喉肿痛；头痛、齿痛、项强、口眼㖞斜。 | 向上斜刺0.5～0.8寸。 |
| 经渠 | 在前臂前区，腕掌侧远端横纹上1寸，桡骨茎突与桡动脉之间。 | 咳嗽、气喘、胸痛、咽喉肿痛；手腕痛。 | 避开桡动脉，直刺0.3～0.5寸。 |
| 太渊 | 在腕前区，桡骨茎突与舟状骨之间，拇长展肌腱尺侧凹陷中。 | 咳嗽、气喘；无脉症；腕臂痛。 | 避开桡动脉，直刺0.3～0.5寸。 |
| 鱼际 | 在手外侧，第1掌骨桡侧中点赤白肉际处。 | 咳嗽、咯血、咽干、咽喉肿痛、失音；小儿疳积。 | 直刺0.5～0.8寸。治小儿疳积可用割治法。 |
| 少商 | 在手指，拇指末节桡侧，指甲根角侧上方0.1寸（指寸）。 | 咽喉肿痛、鼻衄、高热；癫狂、昏迷。 | 浅刺0.1寸，或点刺出血。 |

　　本经腧穴主治咳、喘、咯血、咽喉痛等肺系疾患，及经脉循行部位的其他病证。

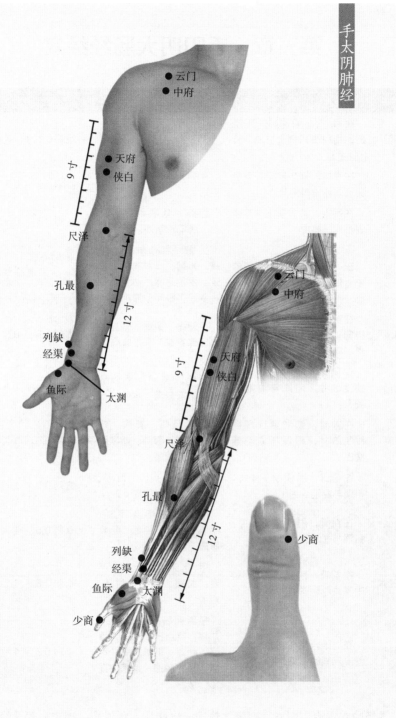

图2-1 中府－少商

# 第三章　手阳明大肠经经穴

| 穴位 | 定位 | 主治 | 操作 |
|---|---|---|---|
| 商阳 | 在手指，食指末节桡侧，指甲根角侧上方0.1寸（指寸）。 | 齿痛、咽喉肿痛；热病、昏迷等热、急症。 | 浅刺0.1寸，或点刺出血。 |
| 二间 | 在手指，第2掌指关节桡侧远端赤白肉际处。 | 鼻衄、齿痛等五官病；热病。 | 直刺0.2～0.3寸。 |
| 三间 | 在手指，第2掌指关节桡侧近端凹陷中。 | 齿痛、咽喉肿痛；腹胀、肠鸣；嗜睡。 | 直刺0.3～0.5寸。 |
| 合谷 | 在手背，第2掌骨桡侧的中点处。 | 头痛、目赤肿痛、齿痛、鼻衄、口眼㖞斜、耳聋；发热恶寒、热病无汗或多汗；经闭、滞产。 | 直刺0.5～1寸，针刺时手呈半握拳状。孕妇不宜针。 |
| 阳溪 | 在腕区，腕背侧远端横纹桡侧，桡骨茎突远端，解剖学"鼻烟窝"凹陷中。 | 手腕痛；头痛、目赤肿痛、耳聋等头面五官病。 | 直刺0.5～0.8寸。 |
| 偏历 | 在前臂，腕背侧远端横纹上3寸，阳溪与曲池连线上。 | 耳鸣、鼻衄；手臂酸痛；腹部胀满；水肿。 | 直刺或斜刺0.5～0.8寸。 |
| 温溜 | 在前臂，腕背侧远端横纹上5寸，阳溪与曲池连线上。 | 急性肠鸣、腹痛；疔疮；头痛、面肿、咽喉肿痛；肩背酸痛。 | 直刺0.5～1寸。 |
| 下廉 | 在前臂，肘横纹下4寸，阳溪与曲池连线上。 | 肘臂痛；头痛、眩晕、目痛；腹胀、腹痛。 | 直刺0.5～1寸。 |
| 上廉 | 在前臂，肘横纹下3寸，阳溪与曲池连线上。 | 肘臂痛、半身不遂、手臂麻木；头痛；肠鸣腹痛。 | 直刺0.5～1寸。 |
| 手三里 | 在前臂，肘横纹下2寸，阳溪与曲池连线上。 | 手臂无力、上肢不遂；腹痛、腹泻；齿痛、颊肿。 | 直刺0.8～1.2寸。 |
| 曲池 | 在肘区，尺泽与肱骨外上髁上连线的中点处。 | 手臂痹痛、上肢不遂；热病；高血压；癫狂；腹痛、吐泻；咽喉肿痛、齿痛、目赤肿痛；瘾疹、湿疹、瘰疬。 | 直刺0.5～1寸。 |

　　本经腧穴主治头面五官疾患、热病、皮肤病、肠胃病、神志病等及经脉循行部位的其他病证。

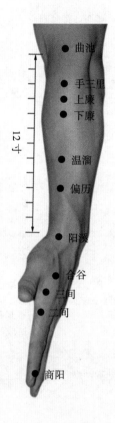

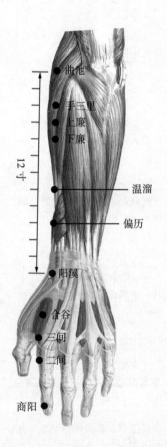

图 3-1　商阳－曲池

| 穴位 | 定位 | 主治 | 操作 |
|---|---|---|---|
| 肘髎 | 在肘区，肱骨外上髁上缘，髁上嵴的前缘。 | 肘臂部疼痛、麻木、挛急等局部病证。 | 直刺0.5～1寸。 |
| 手五里 | 在臂部，肘横纹上3寸，曲池与肩髃连线上。 | 肘臂挛痛；瘰疬。 | 避开动脉，直刺0.5～1寸。 |
| 臂臑 | 在臂部，曲池上7寸，三角肌前缘处。 | 肩臂疼痛不遂、颈项拘挛；瘰疬、目疾。 | 直刺或向上斜刺0.8～1.5寸。 |
| 肩髃 | 在肩峰前下方，当肩峰与肱骨大结节之间凹陷处。 | 肩臂挛痛、上肢不遂；瘾疹。 | 直刺或向下斜刺0.8～1.5寸。肩周炎宜向肩关节直刺，上肢不遂宜向三角肌方向斜刺。 |
| 巨骨 | 在肩胛区，锁骨肩峰端与肩胛冈之间凹陷中。 | 肩臂挛痛、臂不举；瘰疬、瘿气。 | 直刺，微斜向外下方，进针0.5～1寸。直刺不可过深，以免造成气胸。 |
| 天鼎 | 在颈部，横平环状软骨，胸锁乳突肌后缘。 | 暴喑气哽、咽喉肿痛、吞咽困难；瘰疬、瘿气。 | 直刺0.5～0.8寸。 |
| 扶突 | 在胸锁乳突区，横平喉结，当胸锁乳突肌的前、后缘中间。 | 咽喉肿痛、暴喑、吞咽困难、呃逆；瘿气、瘰疬；咳嗽、气喘；颈部手术针麻用穴。 | 直刺0.5～0.8寸。注意避开颈动脉，不可过深。一般不使用电针，以免引起迷走神经反应。 |
| 口禾髎 | 在面部，横平人中沟上1/3与下2/3交点，鼻孔外缘直下。 | 鼻塞、鼻衄、口㖞、口噤等局部病证。 | 直刺或斜刺0.3～0.5寸。 |
| 迎香 | 在面部，鼻翼外缘中点，鼻唇沟中。 | 鼻塞、鼻衄、口㖞等局部病证；胆道蛔虫症。 | 略向内上方斜刺或平刺0.3～0.5寸。 |

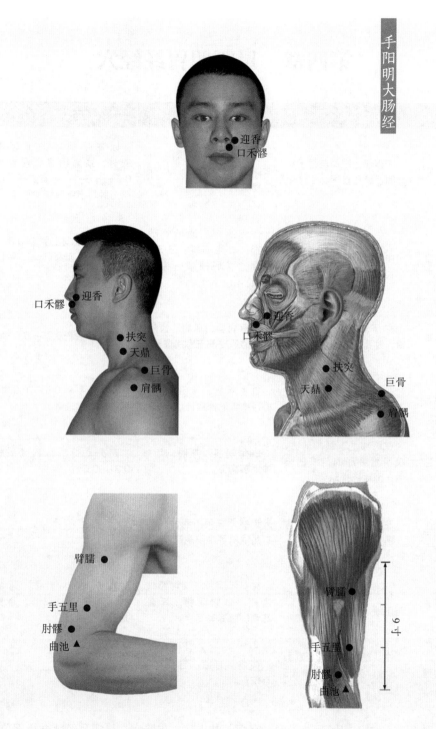

迎香
口禾髎

口禾髎　迎香
扶突
天鼎
巨骨
肩髃

迎香
口禾髎
扶突
天鼎
巨骨
肩髃

臂臑
手五里
肘髎
曲池

臂臑
手五里
肘髎
曲池

9寸

图 3-2　肘髎－迎香

# 第四章　足阳明胃经经穴

| 穴位 | 定位 | 主治 | 操作 |
|---|---|---|---|
| 承泣 | 在面部，眼球与眶下缘之间，瞳孔直下。 | 眼睑瞤动、迎风流泪、夜盲、近视；口眼㖞斜、面肌痉挛。 | 以左手拇指向上轻推眼球，紧靠眶缘缓慢直刺0.5～1.5寸，不宜提插，以防血肿。出针时稍加按压。 |
| 四白 | 在面部，眶下孔处。 | 目赤痛痒、眼睑瞤动、目翳；口眼㖞斜、三叉神经痛、面肌痉挛；头痛、眩晕。 | 直刺或微向上斜刺0.3～0.5寸，不可深刺，不可过度提插捻转。 |
| 巨髎 | 在面部，横平鼻翼下缘，瞳孔直下。 | 口角㖞斜、鼻衄、齿痛、唇颊肿等局部五官病证。 | 斜刺或平刺0.3～0.5寸。 |
| 地仓 | 在面部，当口角旁开0.4寸（指寸）。 | 口角㖞斜、流涎、三叉神经痛等局部病证。 | 斜刺或平刺0.5～0.8寸。可向颊车穴透刺。 |
| 大迎 | 在面部，下颌角前方，咬肌附着部的前缘凹陷中，面动脉搏动处。 | 口角㖞斜、颊肿、齿痛等局部病证。 | 避开动脉，斜刺或平刺0.3～0.5寸。 |
| 颊车 | 在面部，下颌角前上方一横指（中指）。 | 齿痛、牙关不利、颊肿、口角㖞斜等局部病证。 | 直刺0.3～0.5寸，或平刺0.5～1寸。可向地仓穴透刺。 |
| 下关 | 在面部，颧弓下缘中央与下颌切迹之间凹陷处。 | 牙关不利、三叉神经痛、齿痛、口眼㖞斜；耳聋、耳鸣、聤耳等耳疾。 | 直刺0.5～1寸。留针时不可做张口动作，以免折针。 |
| 头维 | 在头部，额角发际直上0.5寸，头正中线旁开4.5寸处。 | 头痛、目眩、目痛等头目病证。 | 平刺0.5～1寸。 |

　　本经腧穴主治胃肠病、头面五官病、神志病、皮肤病、热病及经脉循行部位的其他病证。

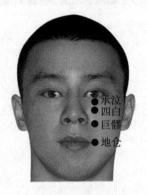

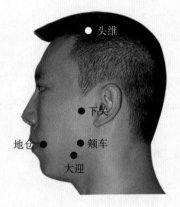

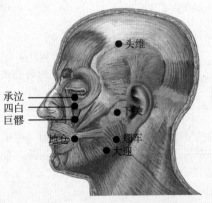

图 4-1 承泣－头维

| 穴位 | 定位 | 主治 | 操作 |
|---|---|---|---|
| 人迎 | 在颈部,横平喉结,胸锁乳突肌前缘,颈总动脉搏动处。 | 瘿气、瘰疬;咽喉肿痛;高血压;气喘。 | 避开颈总动脉,直刺0.3～0.8寸。 |
| 水突 | 在颈部,横平环状软骨,胸锁乳突肌的前缘。 | 咽喉肿痛;咳嗽、气喘。 | 直刺0.3～0.8寸。 |
| 气舍 | 在胸锁乳突肌区,锁骨上小窝,锁骨胸骨端上缘,胸锁乳突肌的胸骨头与锁骨头中间的凹陷中。 | 咽喉肿痛;瘿瘤、瘰疬;气喘、呃逆;颈项强。 | 直刺0.3～0.5寸。本经气舍至乳根诸穴深部有大动脉及肺、肝等脏器,不可深刺。 |
| 缺盆 | 在颈外侧区,锁骨上大窝,锁骨上缘凹陷中,前正中线旁开4寸。 | 咳嗽、气喘、咽喉肿痛、缺盆中痛;瘰疬。 | 直刺或斜刺0.3～0.5寸。孕妇禁针。 |
| 气户 | 在胸部,锁骨下缘,前正中线旁开4寸。 | 咳嗽、气喘、呃逆、胸胁支满;胸痛。 | 斜刺或平刺0.5～0.8寸。 |
| 库房 | 在胸部,第1肋间隙,前正中线旁开4寸。 | 咳嗽、气喘、咳吐脓血;胸胁胀痛。 | 斜刺或平刺0.5～0.8寸。 |
| 屋翳 | 在胸部,第2肋间隙,前正中线旁开4寸。 | 咳嗽、气喘、咳唾脓血;胸胁胀痛;乳痈、乳癖。 | 斜刺或平刺0.5～0.8寸。 |
| 膺窗 | 在胸部,第3肋间隙,前正中线旁开4寸。 | 咳嗽、气喘;胸胁胀痛;乳痈。 | 斜刺或平刺0.5～0.8寸。 |
| 乳中 | 在胸部,乳头中央。 | | 本穴不针不灸,只作胸腹部腧穴的定位标志。 |

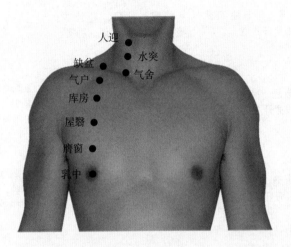

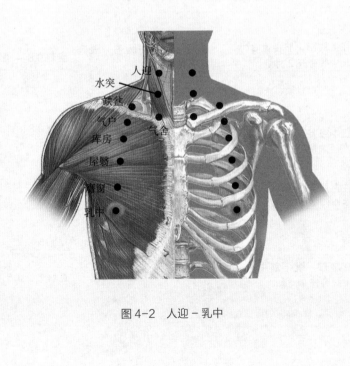

图4-2 人迎-乳中

| 穴位 | 定位 | 主治 | 操作 |
|---|---|---|---|
| 乳根 | 在胸部，第5肋间隙，前正中线旁开4寸。 | 乳痈、乳癖、乳汁少；咳嗽、气喘、呃逆；胸痛。 | 斜刺或平刺0.5～0.8寸。 |
| 不容 | 在上腹部，脐中上6寸，前正中线旁开2寸。 | 呕吐、胃痛、纳少、腹胀等胃疾。 | 直刺0.5～0.8寸。过饱者禁针，肝大者慎针或禁针，不宜做大幅度提插。 |
| 承满 | 在上腹部，脐中上5寸，前正中线旁开2寸。 | 胃痛、吐血、纳少等胃疾。 | 直刺0.8～1寸。过饱者禁针，肝大者慎针或禁针，不宜做大幅度提插。 |
| 梁门 | 在上腹部，脐中上4寸，前正中线旁开2寸。 | 纳少、胃痛、呕吐等胃疾。 | 直刺0.8～1.2寸。过饱者禁针，肝大者慎针或禁针，不宜做大幅度提插。 |
| 关门 | 在上腹部，脐中上3寸，前正中线旁开2寸。 | 腹胀、腹痛、肠鸣、腹泻等胃肠病证。 | 直刺0.8～1.2寸。 |
| 太乙 | 在上腹部，脐中上2寸，前正中线旁开2寸。 | 胃病；心烦、癫狂等神志疾患。 | 直刺0.8～1.2寸。 |
| 滑肉门 | 在上腹部，脐中上1寸，前正中线旁开2寸。 | 胃痛、呕吐；癫狂。 | 直刺0.8～1.2寸。 |
| 天枢 | 在腹部，横平脐中，前正中线旁开2寸。 | 腹痛、腹胀、便秘、腹泻、痢疾；月经不调、痛经。 | 直刺1～1.5寸。 |

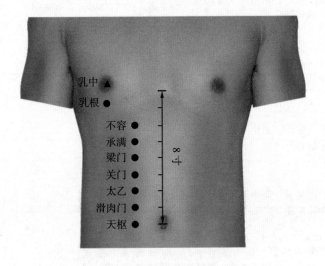

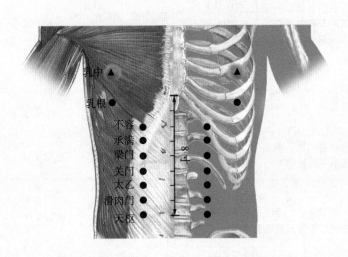

图 4-3  乳根 - 天枢

| 穴位 | 定位 | 主治 | 操作 |
|------|------|------|------|
| 外陵 | 在下腹部，脐中下1寸，前正中线旁开2寸。 | 腹痛、疝气；痛经。 | 直刺1~1.5寸。 |
| 大巨 | 在下腹部，脐中下2寸，前正中线旁开2寸。 | 小腹胀满；小便不利；疝气；遗精、早泄、阳痿。 | 直刺1~1.5寸。 |
| 水道 | 在下腹部，脐中下3寸，前正中线旁开2寸。 | 小腹胀满、小便不利；疝气；痛经、不孕。 | 直刺1~1.5寸。 |
| 归来 | 在下腹部，脐中下4寸，前正中线旁开2寸。 | 小腹痛、疝气；月经不调、带下、阴挺。 | 直刺1~1.5寸。 |
| 气冲 | 在腹股沟区，耻骨联合上缘，前正中线旁开2寸，动脉搏动处。 | 肠鸣腹痛；疝气；月经不调、不孕、阳痿、阴肿。 | 直刺1~1.5寸。 |
| 髀关 | 在股前区，股直肌近端、缝匠肌与阔筋膜张肌3条肌肉之间凹陷中。 | 下肢痿痹、腰痛、膝冷等腰及下肢病证。 | 直刺1~2寸。 |
| 伏兔 | 在股前区，髌底上6寸，髂前上棘与髌底外侧端的连线上。 | 下肢痿痹、腰痛、膝冷；疝气；脚气。 | 直刺1~2寸。 |
| 阴市 | 在股前区，髌底上3寸，股直肌肌腱外侧缘。 | 下肢痿痹、膝关节屈伸不利；疝气。 | 直刺1~1.5寸。 |
| 梁丘 | 在股前区，髌底上2寸，股外侧肌与股直肌肌腱之间。 | 急性胃病；膝肿痛、下肢不遂；乳痈、乳痛。 | 直刺1~1.2寸。 |
| 犊鼻 | 在膝前区，髌韧带外侧凹陷中。 | 膝痛、屈伸不利、下肢麻痹等下肢、膝关节疾患。 | 向后内斜刺0.5~1寸。 |

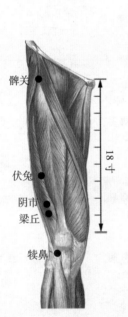

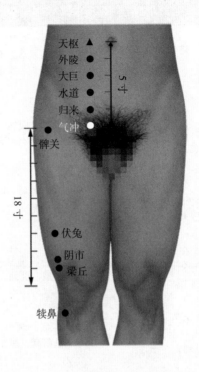

足阳明胃经

天枢 ▲
外陵
大巨
水道
归来
气冲
髀关
伏兔
阴市
梁丘
犊鼻

5寸

18寸

髀关
伏兔
阴市
梁丘
犊鼻

18寸

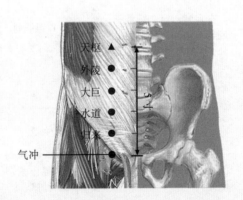

天枢 ▲
外陵
大巨
水道
归来
气冲

5寸

图4-4 外陵－犊鼻

| 穴位 | 定位 | 主治 | 操作 |
|---|---|---|---|
| 足三里 | 在小腿外侧,犊鼻下3寸,犊鼻与解溪连线上。 | 胃痛、呕吐、噎膈、腹胀、腹泻、痢疾、便秘;下肢痿痹;癫狂;乳痈、肠痈;虚劳诸症。 | 直刺1~2寸。强壮保健常用温灸法。 |
| 上巨虚 | 在小腿外侧,犊鼻下6寸,犊鼻与解溪连线上。 | 肠鸣、腹痛、腹泻、便秘、肠痈、痢疾;下肢痿痹。 | 直刺1~2寸。 |
| 条口 | 在小腿外侧,犊鼻下8寸,犊鼻与解溪连线上。 | 下肢痿痹、转筋;肩臂痛;脘腹疼痛。 | 直刺1~1.5寸。 |
| 下巨虚 | 在小腿外侧,犊鼻下9寸,犊鼻与解溪连线上。 | 腹泻、痢疾、小腹痛;下肢痿痹;乳痈。 | 直刺1~1.5寸。 |
| 丰隆 | 在小腿外侧,外踝尖上8寸,胫骨前嵴外2横指(中指)。 | 头痛、眩晕;咳嗽痰多;下肢痿痹;腹胀、便秘。 | 直刺1~1.5寸。 |
| 解溪 | 在踝区,踝关节前面中央凹陷中,踇长伸肌腱与趾长伸肌腱之间。 | 下肢痿痹、踝关节病、足下垂;头痛、眩晕;癫狂;腹胀、便秘。 | 直刺0.5~1寸。 |
| 冲阳 | 在足背,第2跖骨基底部与中间楔状骨关节处,可触及足背动脉。 | 胃痛、口眼㖞斜;癫狂病;足痿无力。 | 避开动脉,直刺0.3~0.5寸。 |
| 陷谷 | 在足背,第2、3跖骨间,第2跖趾关节近端凹陷中。 | 面肿、水肿;足背肿痛;肠鸣腹痛。 | 直刺或斜刺0.3~0.5寸。 |
| 内庭 | 在足背,第2、3趾间,趾蹼缘后方赤白肉际处。 | 齿痛、咽喉肿痛、鼻衄;热病;吐酸、腹泻、痢疾、便秘;足背肿痛。 | 直刺或斜刺0.5~0.8寸。 |
| 厉兑 | 在足趾,第2趾末节外侧,趾甲根角侧后方0.1寸(指寸)。 | 鼻衄、齿痛、咽喉肿痛;热病;多梦、癫狂。 | 浅刺0.1寸。 |

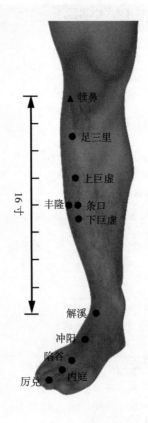

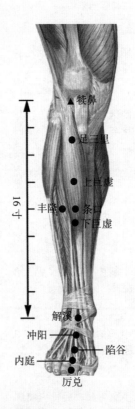

图 4-5　足三里 - 厉兑

# 第五章　足太阴脾经经穴

| 穴位 | 定位 | 主治 | 操作 |
|---|---|---|---|
| 隐白 | 在足趾，大趾末节内侧，趾甲根角侧后方0.1寸（指寸）。 | 月经过多、崩漏；便血、尿血；癫狂、多梦；惊风；腹满、暴泻。 | 浅刺0.1寸。 |
| 大都 | 在足趾，第1跖趾关节远端赤白肉际凹陷中。 | 腹胀、胃痛、腹泻、便秘；热病、无汗。 | 直刺0.3～0.5寸。 |
| 太白 | 在跖区，第1跖趾关节近端赤白肉际凹陷中。 | 肠鸣、腹胀、腹泻、胃痛、便秘；体重节痛。 | 直刺0.5～0.8寸。 |
| 公孙 | 在跖区，当第1跖骨底的前下缘赤白肉际处。 | 胃痛、呕吐、腹痛、腹泻、痢疾；心烦失眠；逆气里急、气上冲心。 | 直刺0.6～1.2寸。 |
| 商丘 | 在踝区，内踝前下方，舟骨粗隆与内踝尖连线中点凹陷中。 | 腹胀、腹泻、便秘；黄疸；足踝痛。 | 直刺0.5～0.8寸。 |
| 三阴交 | 在小腿内侧，内踝尖上3寸，胫骨内侧缘后际。 | 肠鸣腹胀、腹泻；月经不调、带下、阴挺、不孕、滞产、遗精、阳痿、遗尿；失眠；下肢痿痹；阴虚诸证。 | 直刺1～1.5寸。孕妇禁针。 |
| 漏谷 | 在小腿内侧，内踝尖上6寸，胫骨内侧缘后际。 | 腹胀、肠鸣；小便不利、遗精；下肢痿痹。 | 直刺1～1.5寸。 |
| 地机 | 在小腿内侧，阴陵泉下3寸，胫骨内侧缘后际。 | 痛经、崩漏、月经不调；腹痛、腹泻；小便不利、水肿。 | 直刺1～1.5寸。 |
| 阴陵泉 | 在小腿内侧，胫骨内侧髁下缘与胫骨内侧缘之间的凹陷中。 | 腹胀、腹泻、水肿、小便不利；膝痛。 | 直刺1～2寸。 |

本经腧穴主治脾胃病、妇科病、前阴病及经脉循行部位的其他病证。

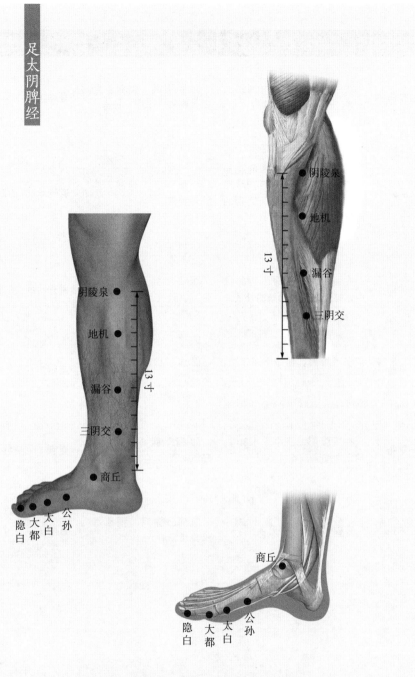

阴陵泉

地机

13寸

漏谷

三阴交

阴陵泉

地机

漏谷

13寸

三阴交

商丘

公孙

太白

大都

隐白

商丘

公孙

太白

大都

隐白

图 5-1　隐白 - 阴陵泉

| 穴位 | 定位 | 主治 | 操作 |
|---|---|---|---|
| 血海 | 在股前区，髌底内侧端上2寸，股内侧肌隆起处。 | 月经不调、痛经、经闭；瘾疹、湿疹、丹毒。 | 直刺1～1.5寸。 |
| 箕门 | 在股前区，髌底内侧端与冲门的连线上1/3与下2/3交点，长收肌和缝匠肌交角的动脉搏动处。 | 小便不利、遗尿；腹股沟肿痛。 | 避开动脉，0.5～1寸。 |
| 冲门 | 在腹股沟区，腹股沟斜纹中，髂外动脉搏动处的外侧。 | 腹痛、疝气；崩漏、带下、胎气上冲。 | 避开动脉，0.5～1寸。 |
| 府舍 | 在下腹部，脐中下4.3寸，前正中线旁开4寸。 | 腹痛、积聚等下腹部病证。 | 直刺1～1.5寸。 |
| 腹结 | 在下腹部，脐中下1.3寸，前正中线旁开4寸。 | 腹痛、腹泻、食积；疝气。 | 直刺1～2寸。 |
| 大横 | 在腹部，脐中旁开4寸。 | 腹痛、腹泻、便秘等脾胃病证。 | 直刺1～2寸。 |

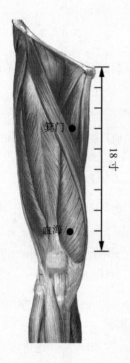

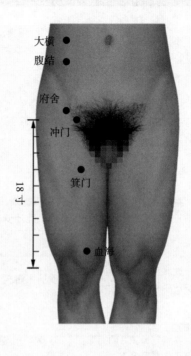

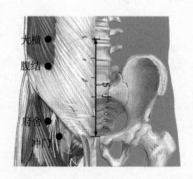

图 5-2 血海－大横

| 穴位 | 定位 | 主治 | 操作 |
|---|---|---|---|
| 腹哀 | 在上腹部,脐中上3寸,前正中线旁开4寸。 | 消化不良、腹痛、便秘、痢疾等脾胃肠腹病证。 | 直刺1～1.5寸。 |
| 食窦 | 在胸部,第5肋间隙,前正中旁开6寸。 | 胸胁胀痛;噫气、反胃、腹胀;水肿。 | 斜刺或向外平刺0.5～0.8寸。本经食窦至大包穴,深部为肺脏,不可深刺。 |
| 天溪 | 在胸部,第4肋间隙,前正中线旁开6寸。 | 胸胁疼痛、咳嗽;乳痈、乳汁少。 | 斜刺或向外平刺0.5～0.8寸。 |
| 胸乡 | 在胸部,第3肋间隙,前正中线旁开6寸。 | 胸胁胀痛。 | 斜刺或向外平刺0.5～0.8寸。 |
| 周荣 | 在胸部,第2肋间隙,前正中线旁开6寸。 | 咳嗽、气逆;胸胁胀满。 | 斜刺或向外平刺0.5～0.8寸。 |
| 大包 | 在胸外侧区,第6肋间隙,在腋中线上。 | 气喘;胸胁痛;岔气;四肢无力。 | 斜刺或向后平刺0.5～0.8寸。 |

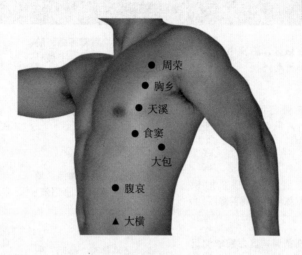

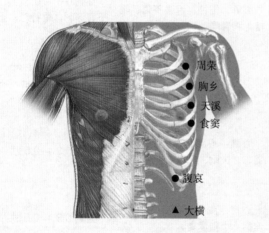

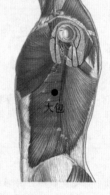

图5-3 腹哀－大包

# 第六章　手少阴心经经穴

| 穴位 | 定位 | 主治 | 操作 |
|---|---|---|---|
| 极泉 | 在腋区，腋窝中央，腋动脉搏动处。 | 心痛、心悸；肩臂疼痛、胁肋疼痛；瘰疬；腋臭；上肢针麻用穴。 | 避开腋动脉，直刺或斜刺0.3～0.5寸。 |
| 青灵 | 在臂前区，肘横纹上3寸，肱二头肌的内侧沟中。 | 头痛、振寒；胁痛、肩臂疼痛。 | 直刺0.5～1寸。 |
| 少海 | 在肘前区，横平肘横纹，肱骨内上髁前缘。 | 心痛、癔症；肘臂挛痛、臂麻手颤；头项痛、腋胁部痛；瘰疬。 | 直刺0.5～1寸。 |
| 灵道 | 在前臂前区，腕掌侧远端横纹上1.5寸，尺侧腕屈肌腱的桡侧缘。 | 心痛、悲恐善笑；暴喑；肘臂挛痛。 | 直刺0.3～0.5寸。不宜深刺，留针时，不宜屈腕。 |
| 通里 | 在前臂前区，腕掌侧远端横纹上1寸，尺侧腕屈肌腱的桡侧缘。 | 心悸、怔忡；舌强不语、暴喑；腕臂痛。 | 直刺0.3～0.5寸。不宜深刺，留针时，不宜屈腕。 |
| 阴郄 | 在前臂前区，腕掌侧远端横纹上0.5寸，尺侧腕屈肌腱的桡侧缘。 | 心痛、惊悸；骨蒸盗汗；吐血、衄血。 | 直刺0.3～0.5寸。不宜深刺，留针时，不宜屈腕。 |
| 神门 | 在腕前区，腕掌侧远端横纹尺侧端，尺侧腕屈肌腱的桡侧缘。 | 心痛、心烦、惊悸、怔忡、健忘、失眠、痴呆；胸胁痛。 | 直刺0.3～0.5寸。 |
| 少府 | 在手掌，横平第5掌指关节近端，第4、5掌骨之间。 | 心悸、胸痛；阴痒、阴痛；痈疡；小指挛痛。 | 直刺0.3～0.5寸。 |
| 少冲 | 在手指，小指末节桡侧，指甲根角侧上方0.1寸（指寸）。 | 心悸、心痛、癫狂、昏迷；热病；胸胁痛。 | 浅刺0.1寸，或点刺出血。 |

本经腧穴主治心、胸、神志及经脉循行部位的其他病证。

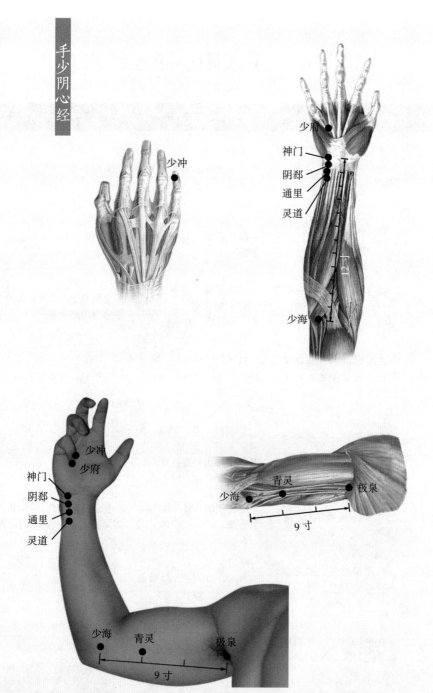

少冲

少府
神门
阴郄
通里
灵道

少海

少冲
少府
神门
阴郄
通里
灵道

青灵
极泉
少海

9寸

少海
青灵
极泉

9寸

图6-1 极泉-少冲

# 第七章　手太阳小肠经经穴

| 穴位 | 定位 | 主治 | 操作 |
|---|---|---|---|
| 少泽 | 在手指，小指末节尺侧，距指甲根角侧上方 0.1 寸（指寸）。 | 乳痈、乳汁少；昏迷、热病；头痛、目翳、咽喉肿痛。 | 直刺 0.3 ~ 0.5 寸。 |
| 前谷 | 在手指，第 5 掌指关节尺侧远端赤白肉际凹陷中。 | 热病；乳痈、乳汁少；头痛、目痛、耳鸣、咽喉肿痛。 | 直刺 0.3 ~ 0.5 寸。 |
| 后溪 | 在手内侧，第 5 掌指关节尺侧近端赤白肉际凹陷中。 | 头项强痛、腰背痛、手指及肘臂挛痛；耳聋、目赤；癫狂痫；疟疾。 | 直刺 0.5 ~ 1 寸。治手指挛痛可透刺合谷穴。 |
| 腕骨 | 在腕区，第 5 掌骨基底与三角骨之间的赤白肉际凹陷处中。 | 指挛腕痛、头项强痛；目翳；黄疸；热病、疟疾。 | 直刺 0.3 ~ 0.5 寸。 |
| 阳谷 | 在腕后区，尺骨茎突与三角骨之间的凹陷中。 | 颈颔肿、臂外侧痛、腕痛；头痛、目眩、耳鸣、耳聋；热病；癫狂痫。 | 直刺 0.3 ~ 0.5 寸。 |
| 养老 | 在前臂后区，腕背横纹上 1 寸，尺骨头桡侧凹陷中。 | 目视不明；肩、背、肘、臂酸痛。 | 直刺或斜刺 0.5 ~ 0.8 寸。强身保健可用温和灸。 |
| 支正 | 在前臂后区，腕背侧远端横纹上 5 寸，尺骨尺侧与尺侧腕屈肌之间。 | 头痛、项强、肘臂酸痛；热病；癫狂。 | 直刺或斜刺 0.5 ~ 0.8 寸。 |
| 小海 | 在肘后区，尺骨鹰嘴与肱骨内上髁之间凹陷中。 | 肘臂疼痛、麻木；癫痫。 | 直刺 0.3 ~ 0.5 寸。 |
| 肩贞 | 在肩胛区，肩关节后下方，腋后纹头直上 1 寸。 | 肩臂疼痛、上肢不遂；瘰疬。 | 直刺 1 ~ 1.5 寸。不宜向胸侧深刺。 |

本经腧穴主治头面五官病、热病、神志病及经脉循行部位的其他病证。

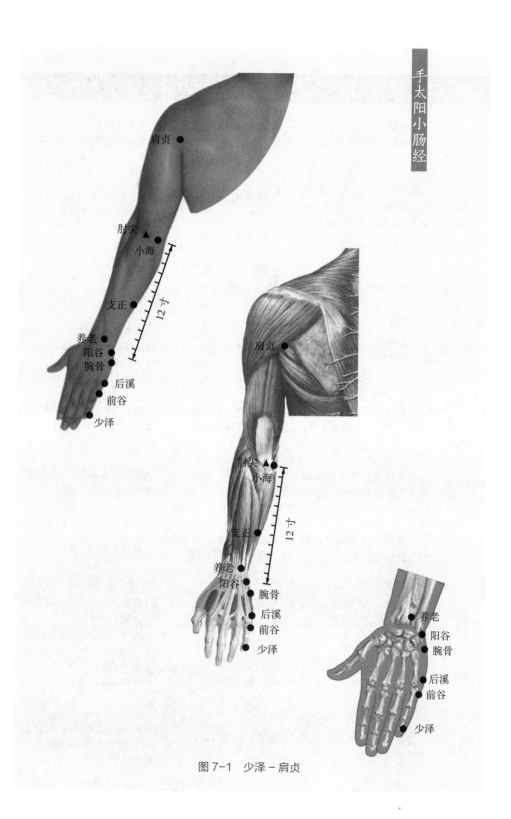

肩贞

肘尖 ▲
小海

支正

12 寸

养老
阳谷
腕骨

后溪
前谷

少泽

肩贞

肘尖 ▲
小海

支正

12 寸

养老
阳谷

腕骨
后溪
前谷
少泽

养老
阳谷
腕骨

后溪
前谷

少泽

图 7-1 少泽 - 肩贞

| 穴位 | 定位 | 主治 | 操作 |
|---|---|---|---|
| 臑俞 | 在肩胛区，腋后纹头直上，肩胛冈下缘凹陷中。 | 肩臂疼痛、肩不举；瘰疬。 | 直刺或斜刺 0.5 ~ 1.5 寸。不宜向胸侧深刺。 |
| 天宗 | 在肩胛区，肩胛冈中点与肩胛骨下角连线上 1/3 与下 2/3 交点凹陷中。 | 肩胛疼痛、肩背部损伤；气喘。 | 直刺或斜刺 0.5 ~ 1 寸。遇到阻力不可强行进针。 |
| 秉风 | 在肩胛区，肩胛冈中点上方冈上窝中。 | 肩胛疼痛、上肢酸麻等肩胛、上肢病证。 | 直刺或斜刺 0.5 ~ 2 寸。 |
| 曲垣 | 在肩胛区，肩胛冈内侧端上缘凹陷中。 | 肩胛疼痛。 | 直刺或斜刺 0.5 ~ 1 寸。宜向锁骨上窝上方刺，不宜向胸部深刺。 |
| 肩外俞 | 在脊柱区，第 1 胸椎棘突下，后正中线旁开 3 寸。 | 肩背疼痛、颈项强急等肩背、颈项痹证。 | 斜刺 0.5 ~ 0.8 寸，不宜深刺。 |
| 肩中俞 | 在脊柱区，第 7 颈椎棘突下，后正中线旁开 2 寸。 | 咳嗽、气喘；肩背疼痛。 | 斜刺 0.5 ~ 0.8 寸，不宜深刺。 |
| 天窗 | 在颈部，横平喉结，胸锁乳突肌的后缘。 | 耳鸣、耳聋、咽喉肿痛、暴喑；颈项强痛。 | 直刺 0.5 ~ 1 寸。 |
| 天容 | 在颈部，下颌角后方，胸锁乳突肌的前缘凹陷中。 | 耳鸣、耳聋、咽喉肿痛；头痛、颈项强痛。 | 直刺 0.5 ~ 1 寸。注意避开血管。 |
| 颧髎 | 在面部，颧骨下缘，目外眦直下凹陷中。 | 口眼㖞斜、眼睑瞤动、齿痛、等面部病证。 | 直刺 0.3 ~ 0.5 寸，斜刺或平刺 0.5 ~ 1 寸。 |
| 听宫 | 在面部，耳屏正中与下颌骨髁突之间的凹陷中。 | 耳聋、耳鸣、聤耳；齿痛。 | 张口，直刺 1 ~ 1.5 寸。留针时应保持一定的张口姿势。 |

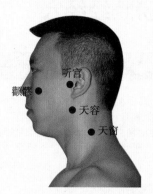
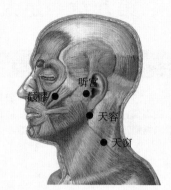

听宫
颧髎
天容
天窗

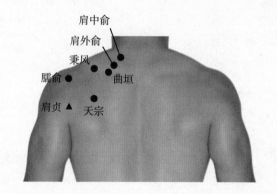

肩中俞
肩外俞
秉风
曲垣
臑俞
肩贞 ▲
天宗

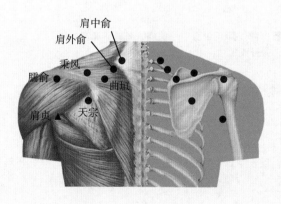

肩中俞
肩外俞
秉风
曲垣
臑俞
肩贞 ▲
天宗

图 7-2　臑俞 - 听宫

# 第八章　足太阳膀胱经经穴

| 穴位 | 定位 | 主治 | 操作 |
|---|---|---|---|
| 睛明 | 在面部，目内眦内上方眶内侧壁凹陷中。 | 目赤肿痛、流泪、视物不明、目眩、近视、夜盲、色盲；急性腰扭伤、坐骨神经痛；心悸、怔忡。 | 闭目，医生右手轻推眼球向外侧固定，左手缓慢进针，紧靠眶缘直刺0.5～1寸。不提插捻转。 |
| 攒竹 | 在面部，眉头凹陷中，额切迹处。 | 头痛、眉棱骨痛；眼睑䐃动、下垂、口眼㖞斜、目视不明、流泪、目赤肿痛；呃逆。 | 可向眉中或向眼眶内缘平刺或斜刺0.5～0.8寸。禁灸。 |
| 眉冲 | 在头部，额切迹直上入发际0.5寸。 | 头痛、目眩；鼻塞、鼻衄。 | 平刺0.3～0.5寸。 |
| 曲差 | 在头部，前发际正中直上0.5寸，旁开1.5寸。 | 头痛、目眩；鼻塞、鼻衄。 | 平刺0.5～0.8寸。 |
| 五处 | 在头部，前发际正中直上1寸，旁开1.5寸。 | 头痛、目眩；癫痫。 | 平刺0.5～0.8寸。 |
| 承光 | 在头部，前发际正中直上2.5寸，旁开1.5寸。 | 头痛、目眩；鼻塞；热病。 | 平刺0.3～0.5寸。 |
| 通天 | 在头部，前发际正中直上4寸，旁开1.5寸。 | 头痛、眩晕；鼻塞、鼻衄、鼻渊。 | 平刺0.3～0.5寸。 |
| 络却 | 在头部，前发际正中直上5.5寸，旁开1.5寸。 | 头晕；目视不明；耳鸣；癫狂；鼻塞。 | 平刺0.3～0.5寸。 |
| 玉枕 | 在头部，横平枕外隆凸上缘，后发际正中旁开1.3寸。 | 头项痛、目痛；鼻塞。 | 平刺0.3～0.5寸。 |

　　本经腧穴主治头面五官病，项、背、腰、下肢病证及神志病；位于背部两条侧线的背俞穴及其他腧穴主治相应的脏腑病证和有关的组织器官病证。

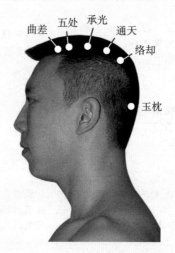

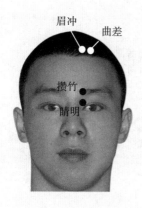

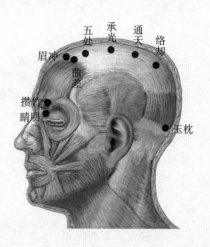

图 8-1　睛明－玉枕

| 穴位 | 定位 | 主治 | 操作 |
|------|------|------|------|
| 天柱 | 在颈后区，横平第2颈椎棘突上际，斜方肌外缘凹陷中。 | 后头痛、项强、肩背腰痛；鼻塞；癫狂病；热病。 | 直刺或斜刺0.5～0.8寸，不可向内上方深刺，以免伤及延髓。 |
| 大杼 | 在脊柱区，第1胸椎棘突下，后正中线旁开1.5寸。 | 咳嗽；项强、肩背痛。 | 斜刺0.5～0.8寸。本经背部诸穴，不宜深刺，以免伤及内部重要脏器。 |
| 风门 | 在脊柱区，第2胸椎棘突下，后正中线旁开1.5寸。 | 感冒、咳嗽、发热、头痛等外感病证；项强、胸背痛。 | 斜刺0.5～0.8寸。 |
| 肺俞 | 在脊柱区，第3胸椎棘突下，后正中线旁开1.5寸。 | 咳嗽、气喘、咯血等肺疾；骨蒸潮热、盗汗等阴虚病证。 | 斜刺0.5～0.8寸。 |
| 厥阴俞 | 在脊柱区，第4胸椎棘突下，后正中线旁开1.5寸。 | 心痛、心悸；咳嗽、胸闷；呕吐。 | 斜刺0.5～0.8寸。 |
| 心俞 | 在脊柱区，第5胸椎棘突下，后正中线旁开1.5寸。 | 心痛、惊悸、失眠、健忘、癫痫；咳嗽、吐血；盗汗、遗精。 | 斜刺0.5～0.8寸。 |
| 督俞 | 在脊柱区，第6胸椎棘突下，后正中线旁开1.5寸。 | 心痛、胸闷；寒热、气喘；腹胀、腹痛、肠鸣、呃逆。 | 斜刺0.5～0.8寸。 |
| 膈俞 | 在脊柱区，第7胸椎棘突下，后正中线旁开1.5寸。 | 呕吐、呃逆、气喘、吐血等上逆之证；贫血；瘾疹、皮肤瘙痒；潮热、盗汗；血瘀诸证。 | 斜刺0.5～0.8寸。 |

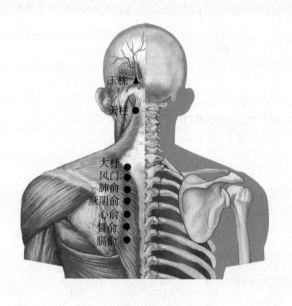

玉枕▲
天柱●
大杼●
风门
肺俞
厥阴俞
心俞
督俞
膈俞

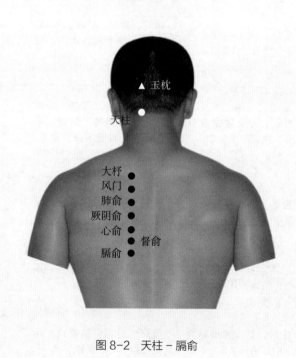

▲ 玉枕
天柱
大杼●
风门●
肺俞●
厥阴俞●
心俞●
督俞
膈俞●

图 8-2　天柱 - 膈俞

| 穴位 | 定位 | 主治 | 操作 |
|---|---|---|---|
| 肝俞 | 在脊柱区，第9胸椎棘突下，后正中线旁开1.5寸。 | 胁痛、黄疸；目赤、目视不明、夜盲、迎风流泪；癫狂痫；脊背痛；寒疝、痛经。 | 斜刺0.5~0.8寸。 |
| 胆俞 | 在脊柱区，第10胸椎棘突下，后正中线旁开1.5寸。 | 黄疸、口苦、胁痛；肺痨、潮热。 | 斜刺0.5~0.8寸。 |
| 脾俞 | 在脊柱区，第11胸椎棘突下，后正中线旁开1.5寸。 | 腹胀、纳呆、呕吐、腹泻、痢疾、便血、水肿；背痛；消渴。 | 斜刺0.5~0.8寸。 |
| 胃俞 | 在脊柱区，第12胸椎棘突下，后正中线旁开1.5寸。 | 胃脘痛、呕吐、腹胀、肠鸣等胃疾；小儿疳积。 | 斜刺0.5~0.8寸。 |
| 三焦俞 | 在脊柱区，第1腰椎棘突下，后正中线旁开1.5寸。 | 肠鸣、腹胀、呕吐、腹泻、痢疾；小便不利、水肿；腰背强痛。 | 直刺0.5~1寸。 |
| 肾俞 | 在脊柱区，第2腰椎棘突下，后正中线旁开1.5寸。 | 头晕、耳鸣、耳聋、腰酸痛；遗尿、遗精、阳痿、早泄、不育；月经不调、带下、不孕；水肿。 | 直刺0.5~1寸。 |
| 气海俞 | 在脊柱区，第3腰椎棘突下，后正中线旁开1.5寸。 | 肠鸣腹胀；痛经；腰痛、腿膝不利；痔漏。 | 直刺0.5~1寸。 |
| 大肠俞 | 在脊柱区，当第4腰椎棘突下，后正中线旁开1.5寸。 | 腰腿痛；腹胀、腹泻、腹痛、便秘。 | 直刺0.8~1.2寸。 |
| 关元俞 | 在脊柱区，第5腰椎棘突下，后正中线旁开1.5寸。 | 腹胀、腹泻；腰骶痛；小便频数或不利、遗尿。 | 直刺0.8~1.2寸。 |

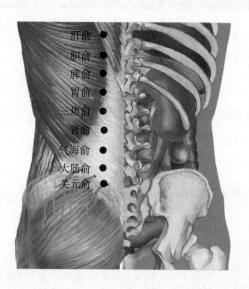

肝俞
胆俞
脾俞
胃俞
三焦俞
肾俞
气海俞
大肠俞
关元俞

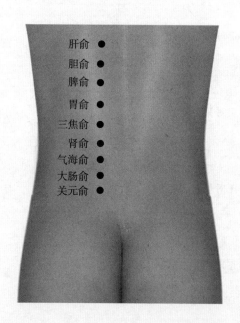

肝俞
胆俞
脾俞
胃俞
三焦俞
肾俞
气海俞
大肠俞
关元俞

图8-3　肝俞－关元俞

| 穴位 | 定位 | 主治 | 操作 |
|---|---|---|---|
| 小肠俞 | 在骶区，横平第1骶后孔，骶正中嵴旁1.5寸。 | 遗精、遗尿、尿血、尿痛、带下；腹泻、痢疾；疝气；腰骶痛；痔疾。 | 直刺或斜刺0.8～1寸。 |
| 膀胱俞 | 在骶区，横平第2骶后孔，骶正中嵴旁1.5寸。 | 小便不利、遗尿、癃闭、遗精；腰骶痛；腹泻、便秘。 | 直刺或斜刺0.8～1.2寸。 |
| 中膂俞 | 在骶区，横平第3骶后孔，骶正中嵴旁1.5寸。 | 腹泻、痢疾；疝气；腰骶痛；消渴。 | 直刺1～1.5寸。 |
| 白环俞 | 在骶区，横平第4骶后孔，骶正中嵴旁1.5寸。 | 遗尿、遗精；月经不调、带下；疝气；腰骶痛。 | 直刺1～1.5寸。 |
| 上髎 | 在骶区，正对第1骶后孔中。 | 大小便不利；月经不调、带下、阴挺；遗精、阳痿；腰骶痛。 | 直刺1～1.5寸。 |
| 次髎 | 在骶区，正对第2骶后孔中。 | 月经不调、痛经、带下；小便不利；遗精；疝气；腰骶痛、下肢痿痹。 | 直刺1～1.5寸。 |
| 中髎 | 在骶区，正对第3骶后孔中。 | 便秘、腹泻；小便不利；月经不调、带下；腰骶痛。 | 直刺1～1.5寸。 |
| 下髎 | 在骶区，正对第4骶后孔中。 | 腹痛、便秘；小便不利；带下；腰骶痛。 | 直刺1～1.5寸。 |
| 会阳 | 在骶区，尾骨端旁开0.5寸。 | 痔疾、腹泻；阳痿；带下。 | 直刺1～1.5寸。 |

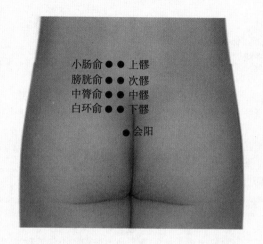

小肠俞 ● ● 上髎
膀胱俞 ● ● 次髎
中膂俞 ● ● 中髎
白环俞 ● ● 下髎

● 会阳

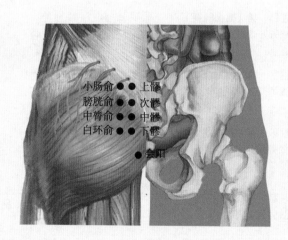

小肠俞 ● ● 上髎
膀胱俞 ● ● 次髎
中膂俞 ● ● 中髎
白环俞 ● ● 下髎

● 会阳

图 8-4　小肠俞 – 会阳

| 穴位 | 定位 | 主治 | 操作 |
|------|------|------|------|
| 承扶 | 在股后区，臀沟的中点。 | 腰、骶、臀、股部疼痛；痔疾。 | 直刺 1～2 寸。 |
| 殷门 | 在股后区，臀沟下 6 寸，股二头肌与半腱肌之间。 | 腰痛、下肢痿痹。 | 直刺 1～2 寸。 |
| 浮郄 | 在膝后区，腘横纹上 1 寸，股二头肌腱的内侧缘。 | 股腘部疼痛、麻木、挛急、下肢挛急；便秘。 | 直刺 1～2 寸。 |
| 委阳 | 在膝部，腘横纹上，当股二头肌腱的内侧缘。 | 腹满、小便不利、遗尿、癃闭；腰脊强痛、腿足挛痛。 | 直刺 1～1.5 寸。 |
| 委中 | 在膝后区，腘横纹中点。 | 腰背痛、下肢痿痹；腹痛、急性吐泻；小便不利、遗尿；丹毒、疔疮。 | 直刺 1～1.5 寸，或用三棱针点刺腘静脉出血。 |
| 附分 | 在脊柱区，第 2 胸椎棘突下，后正中线旁开 3 寸。 | 颈项强痛、肩背拘急、肘臂麻木等痹证。 | 斜刺 0.5～0.8 寸。 |
| 魄户 | 在脊柱区，第 3 胸椎棘突下，后正中线旁开 3 寸。 | 咳嗽、气喘、肺痨；项强、肩背痛。 | 斜刺 0.5～0.8 寸。 |
| 膏肓 | 在脊柱区，第 4 胸椎棘突下，后正中线旁开 3 寸。 | 咳嗽、气喘、肺痨；肩胛痛；健忘、遗精、盗汗。 | 斜刺 0.5～0.8 寸。 |
| 神堂 | 在脊柱区，第 5 胸椎棘突下，后正中线旁开 3 寸。 | 咳嗽、气喘、胸闷；心悸、失眠；脊背强痛；盗汗、遗精。 | 斜刺 0.5～0.8 寸。 |
| 譩譆 | 在脊柱区，第 6 胸椎棘突下，后正中线旁开 3 寸。 | 咳嗽、气喘；肩背痛、季肋痛；疟疾、热病。 | 斜刺 0.5～0.8 寸。 |
| 膈关 | 在脊柱区，第 7 胸椎棘突下，后正中线旁开 3 寸。 | 胸闷、嗳气、呕吐；脊背强痛。 | 斜刺 0.5～0.8 寸。 |

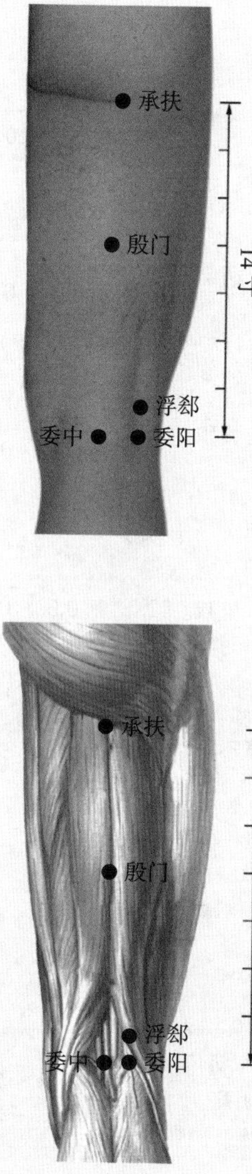

图8-5 承扶－委中

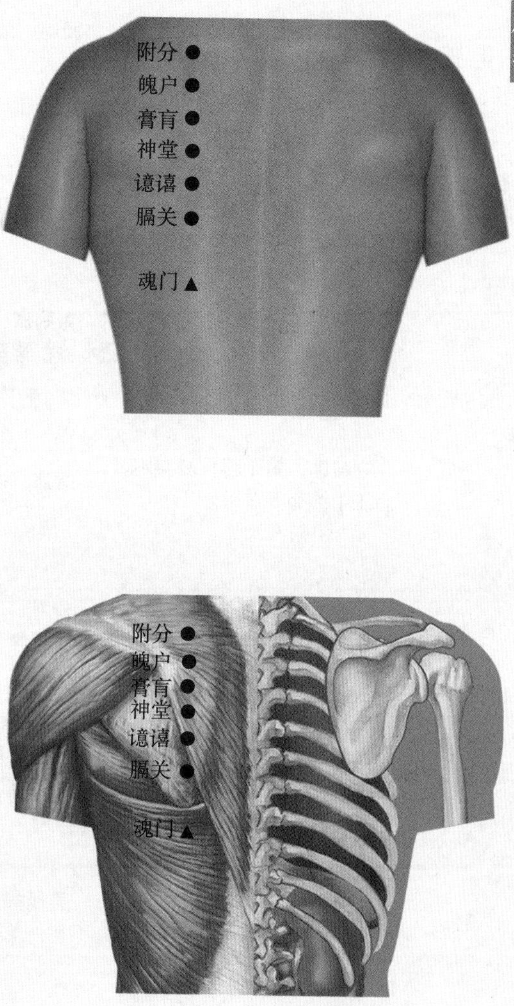

图8-6 附分－膈关

| 穴位 | 定位 | 主治 | 操作 |
|---|---|---|---|
| 魂门 | 在脊柱区，第9胸椎棘突下，后正中线旁开3寸。 | 胸胁痛、背痛；呕吐、腹泻、肠鸣。 | 斜刺0.5～0.8寸。 |
| 阳纲 | 在脊柱区，第10胸椎棘突下，后正中线旁开3寸。 | 肠鸣、腹痛、腹泻；黄疸；消渴。 | 斜刺0.5～0.8寸。 |
| 意舍 | 在脊柱区，第11胸椎棘突下，后正中线旁开3寸。 | 腹胀、肠鸣、呕吐、纳呆、腹泻等胃肠病证。 | 斜刺0.5～0.8寸。 |
| 胃仓 | 在脊柱区，第12胸椎棘突下，后正中线旁开3寸。 | 胃脘痛、腹胀、小儿食积；水肿；背脊痛。 | 斜刺0.5～0.8寸。 |
| 肓门 | 在腰区，第1腰椎棘突下，后正中线旁开3寸。 | 腹痛、痞块、便秘；乳疾。 | 斜刺0.5～0.8寸。 |
| 志室 | 在腰区，第2腰椎棘突下，后正中线旁开3寸。 | 遗精、阳痿；小便不利、水肿；腰脊强痛。 | 斜刺0.5～0.8寸。 |
| 胞肓 | 在骶区，横平第2骶后孔，骶正中嵴旁开3寸。 | 肠鸣、腹胀、便秘；癃闭；腰脊强痛。 | 直刺1～1.5寸。 |
| 秩边 | 在骶区，横平第4骶后孔，骶正中嵴旁开3寸。 | 腰骶痛、下肢痿痹；小便不利、便秘、痔疾、阴痛。 | 直刺1.5～2寸。 |

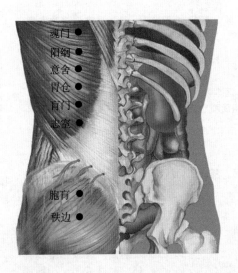

魂门 ●
阳纲 ●
意舍 ●
胃仓 ●
肓门 ●
志室 ●

胞肓 ●
秩边 ●

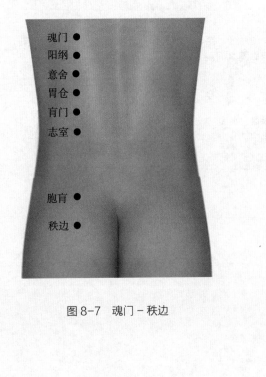

魂门 ●
阳纲 ●
意舍 ●
胃仓 ●
肓门 ●
志室 ●

胞肓 ●
秩边 ●

图 8-7　魂门－秩边

| 穴位 | 定位 | 主治 | 操作 |
|------|------|------|------|
| 合阳 | 在小腿后区，腘横纹下2寸，腓肠肌内、外侧头之间。 | 腰脊强痛、下肢痿痹；疝气；崩漏、带下。 | 直刺1~2寸。 |
| 承筋 | 在小腿后区，腘横纹下5寸，腓肠肌两肌腹之间。 | 腰腿拘急、疼痛；痔疾。 | 直刺1~1.5寸。 |
| 承山 | 在小腿后区，腓肠肌两肌腹与肌腱交角处。 | 腰腿拘急、疼痛；痔疾、便秘。 | 直刺1~2寸。不宜做过强的刺激，以免引起腓肠肌痉挛。 |
| 飞扬 | 在小腿后区，昆仑直上7寸，腓肠肌外下缘与跟腱移行处。 | 头痛、目眩；腰腿疼痛、胫膝无力、小腿酸痛；痔疾。 | 直刺1~1.5寸。 |
| 跗阳 | 在小腿后区，昆仑直上3寸，腓骨与跟腱之间。 | 腰骶痛、下肢痿痹、外踝肿痛；头痛。 | 直刺0.8~1.2寸。 |
| 昆仑 | 在踝区，外踝尖与跟腱之间的凹陷中。 | 后头痛、项强、腰骶疼痛、足踝肿痛、癫痫；滞产。 | 直刺0.5~0.8寸。孕妇禁用，经期慎用。 |

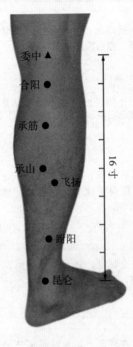

委中 ▲
合阳 ●
承筋 ●
承山 ●
飞扬 ●
跗阳 ●
昆仑 ●

16寸

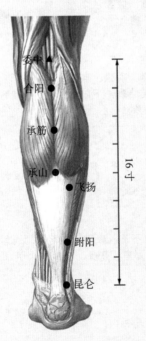

委中 ▲
合阳 ●
承筋 ●
承山 ●
飞扬 ●
跗阳 ●
昆仑 ●

16寸

图8-8 合阳-昆仑

| 穴位 | 定位 | 主治 | 操作 |
|---|---|---|---|
| 仆参 | 在跟区，昆仑直下，跟骨外侧，赤白肉际处。 | 下肢痿痹、足跟痛；癫痫。 | 直刺 0.3 ~ 0.5 寸。 |
| 申脉 | 在踝区，外踝尖直下，外踝下缘与跟骨之间凹陷中。 | 头痛、眩晕；癫狂痫证、失眠；腰腿酸痛。 | 直刺 0.3 ~ 0.5 寸。 |
| 金门 | 在足背，外踝前缘直下，第5 跖骨粗隆后方，骰骨下缘凹陷中。 | 头痛、腰痛、下肢痿痹、外踝痛、癫痫；小儿惊风。 | 直刺 0.3 ~ 0.5 寸。 |
| 京骨 | 在跖区，第 5 跖骨粗隆前下方，赤白肉际处。 | 头痛、眩晕、项强；腰腿痛；癫痫。 | 直刺 0.3 ~ 0.5 寸。 |
| 束骨 | 在跖区，第 5 跖趾关节的近端，赤白肉际处。 | 头痛、项强、目赤、目眩；腰腿痛、下肢痛；癫狂；痔疾。 | 直刺 0.3 ~ 0.5 寸。 |
| 足通谷 | 在足趾，第 5 跖趾关节的远端，赤白肉际处。 | 头痛、项强；鼻衄；癫狂。 | 直刺 0.2 ~ 0.3 寸。 |
| 至阴 | 在足趾，小趾末节外侧，趾甲根角侧后方 0.1 寸（指寸）。 | 胎位不正、滞产；头痛、目痛；鼻塞、鼻衄。 | 浅刺 0.1 寸。胎位不正用灸法。 |

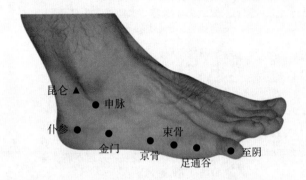

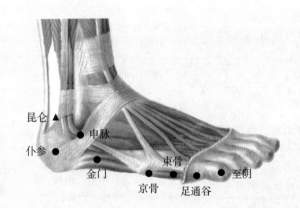

图8-9 仆参-至阴

# 第九章　足少阴肾经经穴

| 穴位 | 定位 | 主治 | 操作 |
|---|---|---|---|
| 涌泉 | 在足底，屈足卷趾时足心最凹陷处。 | 昏厥、中暑、小儿惊风、癫狂病；头痛、头晕、目眩、失眠、咳血、咽喉肿痛、喉痹；大便难、小便不利；奔豚气；足心热。 | 直刺0.5～0.8寸。临床常用灸法或药物贴敷。 |
| 然谷 | 在足内侧，足舟骨粗隆下方，赤白肉际处。 | 月经不调、阴挺、阴痒、白浊；遗精、阳痿、小便不利；咳血、咽喉肿痛、消渴；腹泻；小儿脐风、口噤。 | 直刺0.5～0.8寸。 |
| 太溪 | 在踝区，内踝尖与跟腱之间的凹陷中。 | 头痛、目眩、失眠、健忘、遗精、阳痿；咽喉肿痛、齿痛、耳鸣、耳聋；咳嗽、气喘、咳血、胸痛；消渴、小便频数、便秘；月经不调、腰脊痛、下肢厥冷。 | 直刺0.5～0.8寸。 |
| 大钟 | 在跟区，内踝后下方，跟骨上缘，跟腱附着部前缘凹陷中。 | 痴呆；癃闭、遗尿、便秘；月经不调；咳血、气喘；腰脊强痛、足跟痛。 | 直刺0.3～0.5寸。 |
| 水泉 | 在跟区，太溪直下1寸，跟骨结节内侧凹陷中。 | 月经不调、痛经、经闭、阴挺；小便不利；足跟痛。 | 直刺0.3～0.5寸。 |
| 照海 | 在踝区，内踝尖下1寸，内踝下缘边际凹陷中。 | 失眠、癫痫；咽喉干痛、目赤肿痛；月经不调、带下、阴挺；小便频数、癃闭、遗精、遗尿。 | 直刺0.5～0.8寸。 |
| 复溜 | 在小腿内侧，内踝尖上2寸，跟腱的前缘。 | 水肿、汗证（无汗或多汗）；腹胀、腹泻；腰脊强痛、下肢痿痹。 | 直刺0.5～1寸。 |
| 交信 | 在小腿内侧，内踝尖上2寸，胫骨内侧缘后际凹陷中。 | 月经不调、崩漏、阴挺、阴痒；疝气；五淋；腹泻、便秘、痢疾。 | 直刺0.8～1.2寸。 |
| 筑宾 | 在小腿内侧，太溪直上5寸，比目鱼肌与跟腱之间。 | 癫狂；疝气；呕吐涎沫、吐舌；小腿内侧痛、脚软无力。 | 直刺1～1.5寸。 |
| 阴谷 | 在膝后区，腘横纹上，半腱肌肌腱外侧缘。 | 癫狂；遗精、阳痿、小便不利、月经不调、崩漏；膝股内侧痛。 | 直刺1～1.5寸。 |

本经腧穴主治妇科病、前阴病、肾脏病，以及与肾有关的肺、心、肝、脑病及咽喉、舌等经脉循行经过部位的其他病证。

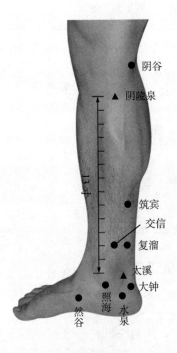

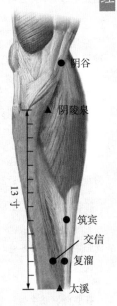

阴谷

▲ 阴陵泉

13寸

筑宾
交信
复溜
▲ 太溪
大钟
照海 水泉
然谷

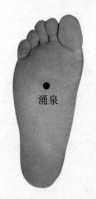

涌泉

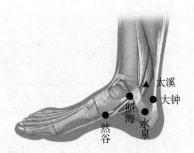

图9-1 涌泉-阴谷

| 穴位 | 定位 | 主治 | 操作 |
|---|---|---|---|
| 横骨 | 在下腹部，脐中下5寸，前正中线旁开0.5寸。 | 少腹胀痛；小便不利、遗尿、遗精、阳痿；疝气；泄泻、便秘。 | 直刺1～1.5寸。 |
| 大赫 | 在下腹部，脐中下4寸，前正中线旁开0.5寸。 | 遗精、阳痿；阴挺、带下、月经不调、不孕。 | 直刺1～1.5寸。 |
| 气穴 | 在下腹部，脐中下3寸，前正中线旁开0.5寸。 | 奔豚气；月经不调、带下；小便不利；腹泻。 | 直刺1～1.5寸。 |
| 四满 | 在下腹部，脐中下2寸，前正中线旁开0.5寸。 | 月经不调、崩漏、带下、产后恶露不净；遗精、遗尿；小腹痛、脐下积、聚、疝、瘕；便秘、水肿。 | 直刺1～1.5寸。利水多用灸法。 |
| 中注 | 在下腹部，脐中下1寸，前正中线旁开0.5寸。 | 月经不调；腹痛、便秘、腹泻。 | 直刺1～1.5寸。 |
| 肓俞 | 在腹部，脐中旁开0.5寸。 | 腹痛、腹胀、腹泻、呕吐、便秘；月经不调；疝气。 | 直刺1～1.5寸。 |
| 商曲 | 在上腹部，脐中上2寸，前正中线旁开0.5寸。 | 胃痛、腹痛、腹胀、腹泻、便秘、呕吐；腹中积聚。 | 直刺1～1.5寸。 |
| 石关 | 在上腹部，脐中上3寸，前正中线旁开0.5寸。 | 胃痛、呕吐、腹痛、腹胀、便秘；不孕、经闭、带下、恶露不止。 | 直刺1～1.5寸。 |
| 阴都 | 在上腹部，脐中上4寸，前正中线旁开0.5寸。 | 胃痛、腹胀、便秘、肠鸣、腹痛等胃肠病证。 | 直刺1～1.5寸。 |
| 腹通谷 | 在上腹部，脐中上5寸，前正中线旁开0.5寸。 | 腹痛、腹胀、胃痛、呕吐；心悸、心痛、胸痛。 | 直刺0.5～1寸。 |
| 幽门 | 在上腹部，脐中上6寸，前正中线旁开0.5寸。 | 善哕、呕吐、腹痛、腹胀、腹泻等胃肠病证。 | 直刺0.5～1寸。不可向上深刺，以免伤及肺脏。 |

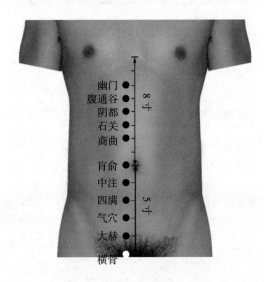

幽门
腹通谷
阴都
石关
商曲

肓俞
中注
四满
气穴
大赫

横骨

8寸

5寸

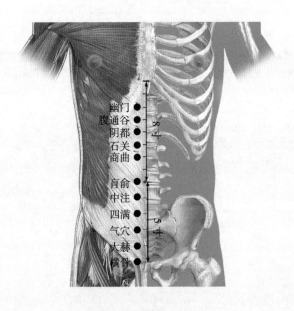

幽门
腹通谷
阴都
石关
商曲

肓俞
中注
四满
气穴
大赫
横骨

8寸

5寸

图9-2　横骨－幽门

| 穴位 | 定位 | 主治 | 操作 |
|---|---|---|---|
| 步廊 | 在胸部，第5肋间隙，前正中线旁开2寸。 | 胸痛、咳嗽、气喘等胸肺疾患；乳痈。 | 斜刺或平刺0.5～0.8寸，不可深刺，以免伤及心、肺。 |
| 神封 | 在胸部，第4肋间隙，前正中线旁开2寸。 | 胸胁支满、咳嗽、气喘等胸肺疾患；乳痈；呕吐；不嗜食。 | 斜刺或平刺0.5～0.8寸，不可深刺，以免伤及心、肺。 |
| 灵墟 | 在胸部，第3肋间隙，前正中线旁开2寸。 | 胸胁支满、咳嗽、气喘等胸肺疾患；乳痈；呕吐。 | 斜刺或平刺0.5～0.8寸，不可深刺，以免伤及心、肺。 |
| 神藏 | 在胸部，第2肋间隙，前正中线旁开2寸。 | 胸胁支满、咳嗽、气喘等胸肺疾患；呕吐；不嗜食。 | 斜刺或平刺0.5～0.8寸，不可深刺，以免伤及心、肺。 |
| 彧中 | 在胸部，第1肋间隙，前正中线旁开2寸。 | 胸胁支满、咳嗽、气喘、痰涌等肺系病证。 | 斜刺或平刺0.5～0.8寸，不可深刺，以免伤及心、肺。 |
| 俞府 | 在胸部，锁骨下缘，前正中线旁开2寸。 | 咳嗽、气喘、胸胁胀满、胸痛等胸肺疾患。 | 斜刺或平刺0.5～0.8寸，不可深刺，以免伤及心、肺。 |

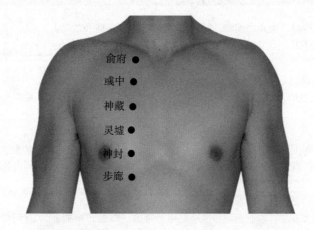

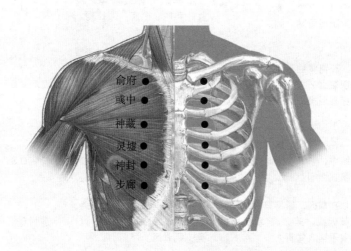

图9-3　步廊－俞府

# 第十章　手厥阴心包经经穴

| 穴位 | 定位 | 主治 | 操作 |
|---|---|---|---|
| 天池 | 在胸部，第4肋间隙，前正中线旁开5寸。 | 咳嗽、痰多、胸闷、气喘、胸痛；乳痈；瘰疬。 | 斜刺或平刺0.3～0.5寸，不可深刺，以免伤及心、肺。 |
| 天泉 | 在臂前区，腋前纹头下2寸，肱二头肌的长、短头之间。 | 心痛、咳嗽、胸胁胀满；胸背及上臂内侧痛。 | 直刺1～1.5寸。 |
| 曲泽 | 在肘前区，肘横纹上，肱二头肌腱的尺侧缘凹陷中。 | 心痛、心悸、善惊；胃痛、呕血、呕吐；暑热病；肘臂挛痛；霍乱；风疹。 | 直刺1～1.5寸，或点刺出血。 |
| 郄门 | 在前臂前区，腕掌侧远端横纹上5寸，掌长肌腱与桡侧腕屈肌腱之间。 | 急性心痛、心悸、心烦、胸痛、咯血、呕血、衄血；疔疮；癫痫。 | 直刺0.5～1寸。 |
| 间使 | 在前臂前区，腕掌侧远端横纹上3寸，掌长肌腱与桡侧腕屈肌腱之间。 | 心痛、心悸；胃痛、呕吐、热病、疟疾；癫狂病。 | 直刺0.5～1寸。 |
| 内关 | 在前臂前区，腕掌侧远端横纹上2寸，掌长肌腱与桡侧腕屈肌腱之间。 | 心痛、胸闷、心动过速或过缓；胃痛、呕吐、呃逆；失眠、郁证、癫狂病；眩晕症，如晕车、晕船、耳源性眩晕；肘臂挛痛。 | 直刺0.5～1寸。 |
| 大陵 | 在腕前区，腕掌侧远端横纹中，掌长肌腱与桡侧腕屈肌腱之间。 | 心痛、心悸、胸胁满痛；胃痛、呕吐、口臭；喜笑悲恐、癫狂病；臂、手挛痛。 | 直刺0.3～0.5寸。 |
| 劳宫 | 在掌区，横平第3掌指关节近端，第2、3掌骨之间偏于第3掌骨。 | 中风昏迷、中暑；心痛、烦闷、癫狂病；口疮、口臭；鹅掌风。 | 直刺0.3～0.5寸。 |
| 中冲 | 在手指，中指末端最高点。 | 中风昏迷、舌强不语、中暑、昏厥、小儿惊风；心烦；目赤。 | 浅刺0.1寸，或点刺出血。 |

　　本经腧穴主治心、心包、胸、胃、神志病，以及经脉循行经过部位的其他病证。

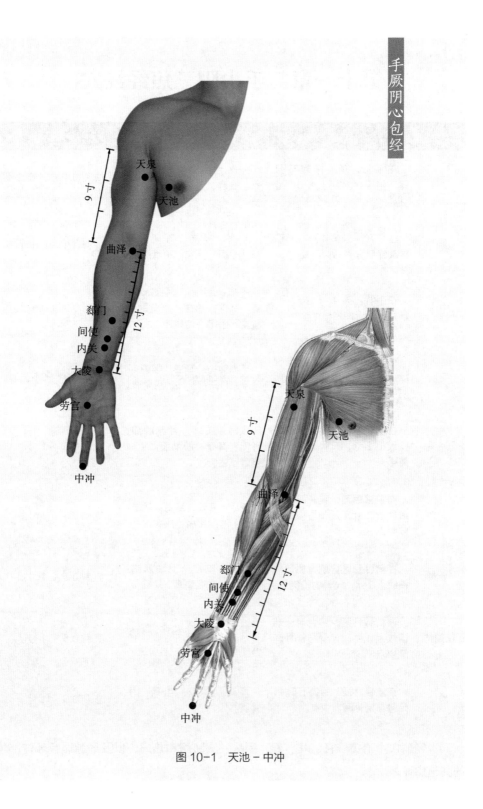

图 10-1 天池 - 中冲

# 第十一章　手少阳三焦经经穴

| 穴位 | 定位 | 主治 | 操作 |
|---|---|---|---|
| 关冲 | 在手指，第4指末节尺侧，指甲根角侧上方0.1寸（指寸）。 | 头痛、目赤、耳鸣、耳聋、喉痹、舌强；热病、中暑；汗不出。 | 浅刺0.1寸，或点刺出血。 |
| 液门 | 在手背，当第4、5指间，指蹼缘后方赤白肉际处。 | 头痛、目赤、耳鸣、耳聋、喉痹；疟疾；手臂痛。 | 直刺0.3～0.5寸。 |
| 中渚 | 在手背，第4、5掌骨间，掌指关节近端凹陷中。 | 头痛、目赤、耳鸣、耳聋、喉痹；热病；肩背肘臂酸痛，手指不能屈伸。 | 直刺0.3～0.5寸。 |
| 阳池 | 在腕后区，腕背侧远端横纹上，指伸肌腱的尺侧缘凹陷中。 | 目赤肿痛、耳聋、喉痹；消渴、口干；腕痛、肩臂痛。 | 直刺0.3～0.5寸。 |
| 外关 | 在前臂后区，腕背侧远端横纹上2寸，尺骨与桡骨间隙中点。 | 热病；头痛、目赤肿痛、耳鸣、耳聋；胁肋痛；上肢痿痹不遂。 | 直刺0.5～1寸。 |
| 支沟 | 在前臂后区，腕背侧远端横纹上3寸，尺骨与桡骨间隙中点。 | 便秘；耳鸣、耳聋、暴喑；瘰疬；胁肋疼痛；热病。 | 直刺0.5～1寸。 |
| 会宗 | 在前臂后区，腕背侧远端横纹上3寸，尺骨的桡侧缘。 | 耳聋；痫症；上肢痹痛；偏头痛；咳喘胸满。 | 直刺0.5～1寸。 |
| 三阳络 | 在前臂后区，腕背侧远端横纹上4寸，尺骨与桡骨间隙中点。 | 耳聋、暴喑、齿痛、咽喉肿痛；手臂痛。 | 直刺0.5～1寸。 |
| 四渎 | 在前臂后区，肘尖下5寸，尺骨与桡骨间隙中点。 | 耳聋、暴喑、齿痛；手臂痛。 | 直刺0.5～1寸。 |

　　本经腧穴主治头、目、耳、颊、咽喉、胸胁病和热病，以及经脉循行经过部位的其他病证。

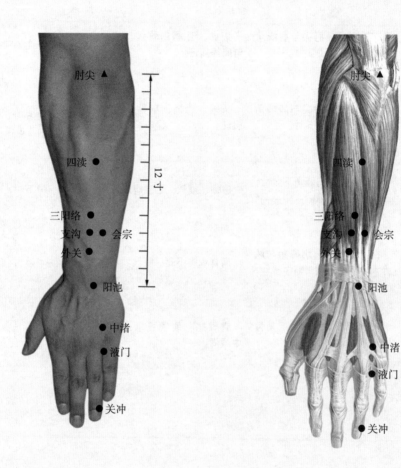

肘尖 ▲

四渎 ●

三阳络 ●
支沟 ● ● 会宗
外关 ●

阳池 ●

中渚 ●
液门 ●

关冲 ●

12 寸

肘尖 ▲

四渎 ●

三阳络 ●
支沟 ● ● 会宗
外关 ●

阳池 ●

中渚 ●
液门 ●

关冲 ●

图 11-1 关冲 - 四渎

| 穴位 | 定位 | 主治 | 操作 |
|------|------|------|------|
| 天井 | 在肘后区，肘尖上1寸凹陷中。 | 耳聋；癫痫；瘰疬，瘿气；偏头痛、胁肋痛、颈项肩臂痛。 | 直刺0.5~1寸。 |
| 清冷渊 | 在臂后区，肘尖与肩峰角连线上，肘尖上2寸。 | 头痛、目痛、胁痛、肩臂痛等痛证。 | 直刺0.8~1.2寸。 |
| 消泺 | 在臂后区，肘尖与肩峰角连线上，肘尖上5寸。 | 头痛、齿痛、项背痛等痛证。 | 直刺1~1.5寸。 |
| 臑会 | 在臂后区，肩峰角下3寸，三角肌的后下缘。 | 瘰疬、瘿气；上肢痹痛。 | 直刺1~1.5寸。 |
| 肩髎 | 在三角肌区，肩峰角与肱骨大结节两骨间凹陷中。 | 肩臂挛痛不遂；瘿气。 | 直刺1~1.5寸。 |
| 天髎 | 在肩胛区，肩胛骨上角骨际凹陷中。 | 肩臂痛、颈项强急；胸中烦闷。 | 直刺0.5~1寸。 |

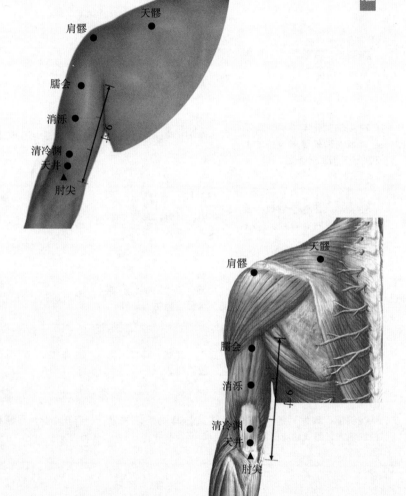

图 11-2 天井－天髎

| 穴位 | 定位 | 主治 | 操作 |
|---|---|---|---|
| 天牖 | 在颈部，横平下颌角，胸锁乳突肌的后缘凹陷中。 | 头痛、头眩、项强、目不明、暴聋、鼻衄、喉痹；瘰疬；肩背痛。 | 直刺 0.5～1 寸。 |
| 翳风 | 在颈部，耳垂后方，乳突下端前方凹陷中。 | 耳鸣、耳聋；口眼㖞斜、面风、牙关紧闭、颊肿；瘰疬。 | 直刺 0.5～1 寸。 |
| 瘈脉 | 在头部，乳突中央，角孙至翳风沿耳轮弧形连线的上 2/3 与下 1/3 交点处。 | 头痛；耳鸣、耳聋；小儿惊风。 | 平刺 0.3～0.5 寸，或点刺静脉出血 |
| 颅息 | 在头部，角孙至翳风沿耳轮弧形连线的上 1/3 与下 2/3 交点处。 | 头痛；耳鸣、耳聋；小儿惊风；呕吐、泄泻。 | 平刺 0.3～0.5 寸。 |
| 角孙 | 在头部，耳尖正对发际处。 | 头痛、项强；目赤肿痛、目翳；齿痛、颊肿。 | 平刺 0.3～0.5 寸。 |
| 耳门 | 在耳区，耳屏上切迹与下颌骨髁突之间的凹陷中。 | 耳鸣、耳聋、聤耳；齿痛、颈颌痛。 | 微张口，直刺 0.5～1 寸。 |
| 耳和髎 | 在头部，鬓发后缘，耳廓根的前方，颞浅动脉的后缘。 | 头痛、耳鸣；牙关紧闭、口㖞；颌肿。 | 避开动脉，平刺 0.3～0.5 寸。 |
| 丝竹空 | 在面部，眉梢凹陷中。 | 癫痫；头痛、目眩、目赤肿痛、眼睑瞤动；齿痛。 | 平刺 0.3～0.5 寸。 |

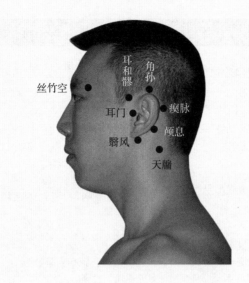

耳和髎
角孙
丝竹空
瘈脉
耳门
颅息
翳风
天牖

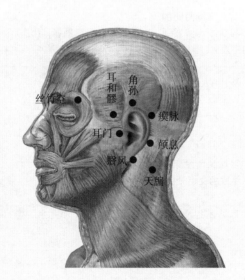

耳和髎
角孙
丝竹空
瘈脉
耳门
颅息
翳风
天牖

图 11-3　天牖 - 丝竹空

# 第十二章　足少阳胆经经穴

| 穴位 | 定位 | 主治 | 操作 |
|---|---|---|---|
| 瞳子髎 | 在面部，目外眦外侧0.5寸凹陷中。 | 头痛、眩晕；目赤肿痛、羞明流泪、内障、目翳；口眼㖞斜。 | 平刺0.3～0.5寸。或三棱针点刺出血。 |
| 听会 | 在面部，耳屏间切迹与下颌骨髁突之间的凹陷中。 | 耳鸣、耳聋、聤耳；齿痛、口眼㖞斜。 | 微张口，直刺0.5～0.8寸。 |
| 上关 | 在面部，颧弓上缘中央凹陷中。 | 耳鸣、耳聋、聤耳；齿痛、面痛、口眼㖞斜、口噤；头痛、眩晕。 | 直刺0.3～0.5寸。 |
| 颌厌 | 在头部，从头维至曲鬓的弧形连线（其弧度与鬓发弧度相应）的上1/4与下3/4的交点处。 | 偏头痛、眩晕；惊痫；耳鸣、目外眦痛、齿痛。 | 平刺0.5～0.8寸。 |
| 悬颅 | 在头部，从头维至曲鬓的弧形连线（其弧度与鬓发弧度相应）的中点处。 | 偏头痛；目赤肿痛；齿痛。 | 平刺0.5～0.8寸。 |
| 悬厘 | 在头部，从头维至曲鬓的弧形连线（其弧度与鬓发弧度相应）的上3/4与下1/4的交点处。 | 偏头痛；目赤肿痛；耳鸣。 | 平刺0.5～0.8寸。 |
| 曲鬓 | 在头部，耳前鬓角发际后缘与耳尖水平线的交点处。 | 头痛连齿、颊颌肿、口噤；眩晕。 | 平刺0.5～0.8寸。 |
| 率谷 | 在头部，耳尖直上入发际1.5寸。 | 头痛、眩晕；小儿急、慢惊风。 | 平刺0.5～0.8寸。 |
| 天冲 | 在头部，耳根后缘直上，入发际2寸。 | 头痛、眩晕；癫痫；牙龈肿痛。 | 平刺0.5～0.8寸。 |

　　本经腧穴主治肝胆病，侧头、目、耳、咽喉、胸胁病，以及经脉循行经过部位的其他病证。

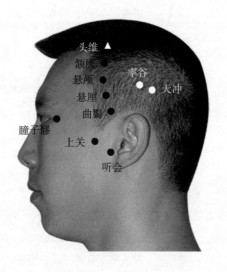

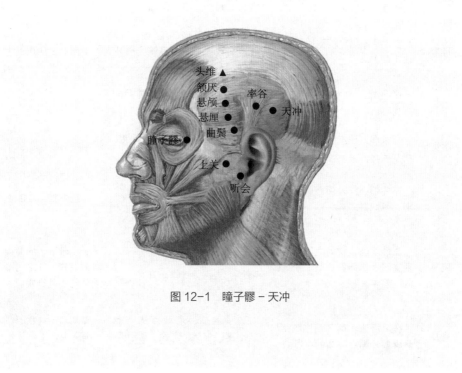

图 12-1　瞳子髎－天冲

| 穴位 | 定位 | 主治 | 操作 |
|---|---|---|---|
| 浮白 | 在头部，耳后乳突的后上方，从天冲与完骨弧形连线（其弧度与鬓发弧度相应）的上 1/3 与下 2/3 交点处。 | 头痛、耳鸣、耳聋、齿痛等头面五官病证；瘿气；颈项强痛。 | 平刺 0.5 ~ 0.8 寸。 |
| 头窍阴 | 在头部，耳后乳突的后上方，当天冲与完骨的弧形连线（其弧度与耳郭弧度相应）的上 2/3 与下 1/3 交点处。 | 头痛、眩晕、颈项强痛等头项病证；耳鸣、耳聋；齿痛；癫痫。 | 平刺 0.5 ~ 0.8 寸。 |
| 完骨 | 在头部，耳后乳突的后下方凹陷中。 | 癫痫；头痛、颈项强痛、喉痹、颊肿、齿痛、口喎、耳鸣、耳聋。 | 平刺 0.5 ~ 0.8 寸。 |
| 本神 | 在头部，前发际上 0.5 寸，头正中线旁开 3 寸。 | 癫痫、小儿惊风、中风；头痛、目眩、颈项强急。 | 平刺 0.5 ~ 0.8 寸。 |
| 阳白 | 在头部，眉上 1 寸，瞳孔直上。 | 前头痛；目痛、视物模糊、眼睑瞤动、口眼喎斜。 | 平刺 0.5 ~ 0.8 寸。 |
| 头临泣 | 在头部，前发际上 0.5 寸，瞳孔直上。 | 头痛；目痛、流泪、目翳；鼻塞、鼻渊；小儿惊痫。 | 平刺 0.5 ~ 0.8 寸。 |
| 目窗 | 在头部，前发际上 1.5 寸，瞳孔直上。 | 头痛；目痛、目眩、远视、近视；鼻塞、鼻渊；小儿惊痫。 | 平刺 0.5 ~ 0.8 寸。 |
| 正营 | 在头部，前发际上 2.5 寸，瞳孔直上。 | 头痛、头晕、目眩等头目病证。 | 平刺 0.5 ~ 0.8 寸。 |
| 承灵 | 在头部，前发际上 4 寸，瞳孔直上。 | 头痛、眩晕；目痛；鼻渊、鼻衄、鼻窒、多涕。 | 平刺 0.5 ~ 0.8 寸。 |
| 脑空 | 在头部，枕外隆凸的上缘外侧，风池直上。 | 热病；头痛、颈项强痛；目眩、目赤肿痛、鼻痛、耳聋；惊悸、癫痫。 | 平刺 0.5 ~ 0.8 寸。 |
| 风池 | 在颈后区，枕骨之下，胸锁乳突肌上端与斜方肌上端之间的凹陷中。 | 中风、癫痫、眩晕；感冒、鼻塞、鼻衄、目赤肿痛、口眼喎斜；头病、耳鸣、耳聋；颈项强痛。 | 针尖微下，向鼻尖斜刺 0.8 ~ 1.2 寸，或平刺透风府穴。 |
| 肩井 | 在肩胛区，第 7 颈椎棘突与肩峰最外侧点连线的中点。 | 颈项强痛、肩背疼痛、上肢不遂；难产、乳痈、乳汁不下、乳癖、瘰疬。 | 直刺 0.5 ~ 0.8 寸。内有肺尖，不可深刺；孕妇禁针。 |

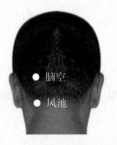

脑空

风池

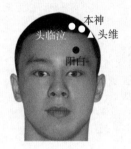

本神

头临泣　▲头维

阳白

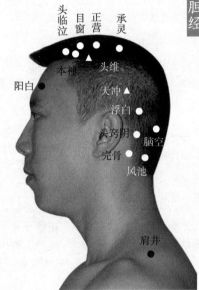

头临泣　目窗　正营　承灵

本神　头维

阳白

天冲　▲

浮白

头窍阴　脑空

完骨

风池

肩井

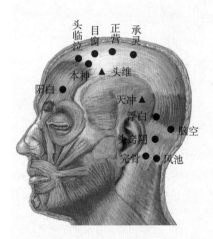

头临泣　目窗　正营　承灵

本神　▲头维

阳白

天冲　▲

浮白

头窍阴　脑空

完骨　风池

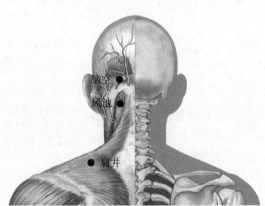

脑空

风池

肩井

图 12-2　浮白 - 肩井

| 穴位 | 定位 | 主治 | 操作 |
|---|---|---|---|
| 渊腋 | 在胸外侧区，第4肋间隙中，在腋中线上。 | 胸满、胁痛；上肢痹痛、腋下肿。 | 斜刺或平刺0.5～0.8寸，不可深刺，以免伤及脏器。 |
| 辄筋 | 在胸外侧区，第4肋间隙中，腋中线前1寸。 | 胸满、气喘；呕吐、吞酸；胁痛、腋肿、肩背痛。 | 斜刺或平刺0.5～0.8寸，不可深刺，以免伤及脏器。 |
| 日月 | 在胸部，第7肋间隙，前正中线旁开4寸。 | 黄疸、胁肋疼痛等肝胆病证；呕吐、吞酸、呃逆等肝胆犯胃病证。 | 斜刺或平刺0.5～0.8寸，不可深刺，以免伤及脏器。 |
| 京门 | 在侧腹部，第12肋骨游离端下际。 | 小便不利、水肿等水液代谢失调的病证；腹胀、肠鸣、腹泻等胃肠病证；腰痛、胁痛。 | 直刺0.5～1寸。 |
| 带脉 | 在侧腹部，第11肋骨游离端垂线与脐水平线的交点上。 | 月经不调、不孕、闭经、赤白带下等妇科经带病证；疝气；腰痛、胁痛。 | 直刺1～1.5寸。 |
| 五枢 | 在下腹部，横平脐下3寸，髂前上棘内侧。 | 阴挺、赤白带下、月经不调等妇科病证；疝气；少腹痛、腰胯痛。 | 直刺1～1.5寸。 |
| 维道 | 在下腹部，髂前上棘内下0.5寸。 | 阴挺、赤白带下、月经不调等妇科病证；疝气；少腹痛、腰胯痛。 | 直刺或向前下方斜刺1～1.5寸。 |

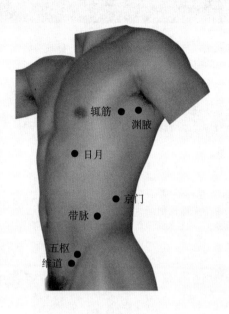

辄筋 ●
● 渊腋
● 日月
● 京门
带脉 ●
五枢 ●
维道 ●

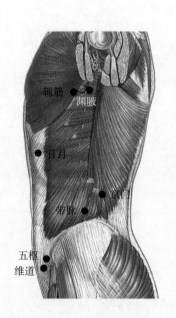

辄筋 ●
渊腋 ●
● 日月
京门 ●
带脉 ●
五枢 ●
维道 ●

图 12-3 渊腋－维道

| 穴位 | 定位 | 主治 | 操作 |
|---|---|---|---|
| 居髎 | 在臀区，髂前上棘与股骨大转子最凸点连线的中点处。 | 腰腿痹痛、瘫痪；疝气、少腹痛。 | 直刺 1～1.5 寸。 |
| 环跳 | 在臀区，股骨大转子最凸点与骶管裂孔连线上的外 1/3 与内 2/3 交点处。 | 腰胯疼痛、下肢痿痹、半身不遂等腰腿疾患；风疹。 | 直刺 2～3 寸。 |
| 风市 | 在股部，直立垂手，掌心贴于大腿时，中指尖所指凹陷中，髂胫束后缘。 | 下肢痿痹、麻木及半身不遂等下肢疾患；遍身瘙痒。 | 直刺 1～1.5 寸。 |
| 中渎 | 在股部，腘横纹上 7 寸，髂胫束后缘。 | 下肢痿痹、麻木及半身不遂等下肢疾患。 | 直刺 1～1.5 寸。 |
| 膝阳关 | 在膝部，股骨外上髁后上缘，股二头肌腱与髂胫束之间的凹陷中。 | 膝腘肿痛、挛急及小腿麻木等下肢、膝关节疾患。 | 直刺 1～1.5 寸。 |
| 阳陵泉 | 在小腿外侧，腓骨头前下方凹陷中。 | 黄疸、胁痛、口苦、呕吐、吞酸等肝胆犯胃证；膝肿痛、下肢痿痹及麻木等下肢、膝关节疾患；小儿惊风；耳聋、头痛。 | 直刺 1～1.5 寸。 |

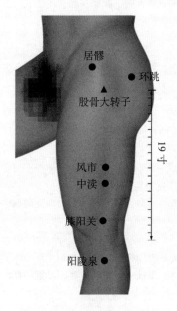

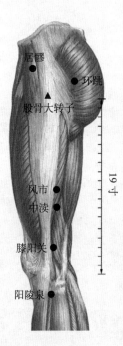

图 12-4　居髎－阳陵泉

| 穴位 | 定位 | 主治 | 操作 |
|---|---|---|---|
| 阳交 | 在小腿外侧，外踝尖上7寸，腓骨后缘。 | 惊狂、癫痫等神志病；瘈疭；胸胁满痛；下肢痿痹。 | 直刺0.5～0.8寸。 |
| 外丘 | 在小腿外侧，外踝尖上7寸，腓骨前缘。 | 癫狂；胸胁胀满；下肢痿痹。 | 直刺0.5～0.8寸。 |
| 光明 | 在小腿外侧，外踝尖上5寸，腓骨前缘。 | 目痛、夜盲、近视、目花、目赤肿痛、视物不明；胸乳胀痛；下肢痿痹。 | 直刺0.5～0.8寸。 |
| 阳辅 | 在小腿外侧，外踝尖上4寸，腓骨前缘。 | 偏头痛、目外眦痛、咽喉肿痛、腋下肿痛、胸胁满痛；瘰疬；下肢痿痹。 | 直刺0.5～0.8寸。 |
| 悬钟 | 在小腿外侧，外踝尖上3寸，腓骨前缘。 | 痴呆、中风；颈项强痛、胸胁满痛、下肢痿痹、四肢关节酸痛、半身不遂、耳鸣、高血压。 | 直刺0.5～0.8寸。 |
| 丘墟 | 在踝区，外踝的前下方，趾长伸肌腱的外侧凹陷中。 | 目赤肿痛、目翳等目疾；颈项痛、腋下肿、胸胁痛、外踝肿痛；足内翻、足下垂。 | 直刺0.5～0.8寸。 |
| 足临泣 | 在足背，第4、5跖骨底结合部的前方，第5趾长伸肌腱外侧凹陷中。 | 偏头痛、目赤肿痛、齿痛、胁肋疼痛、足跗疼痛；月经不调、乳痛；瘰疬；耳聋、目眩。 | 直刺0.5～0.8寸。 |
| 地五会 | 在足背，第4、5跖骨间，第4跖趾关节近端凹陷中。 | 头痛、目赤肿痛、胁痛、足跗肿痛；耳鸣、耳聋；乳痛。 | 直刺0.5～0.8寸。 |
| 侠溪 | 在足背，第4、5趾间，趾蹼缘后方赤白肉际处。 | 惊悸；头痛、眩晕、颊肿、耳鸣、耳聋、目赤肿痛；胁肋疼痛、膝股痛、足跗肿痛；乳痛；热病。 | 直刺0.3～0.5寸。 |
| 足窍阴 | 在足趾，第4趾末节外侧，趾甲根角侧后方0.1寸（指寸）。 | 头痛、目赤肿痛、耳聋、耳鸣、咽喉肿痛；胸胁痛、足跗肿痛。 | 浅刺0.1寸，或点刺出血。 |

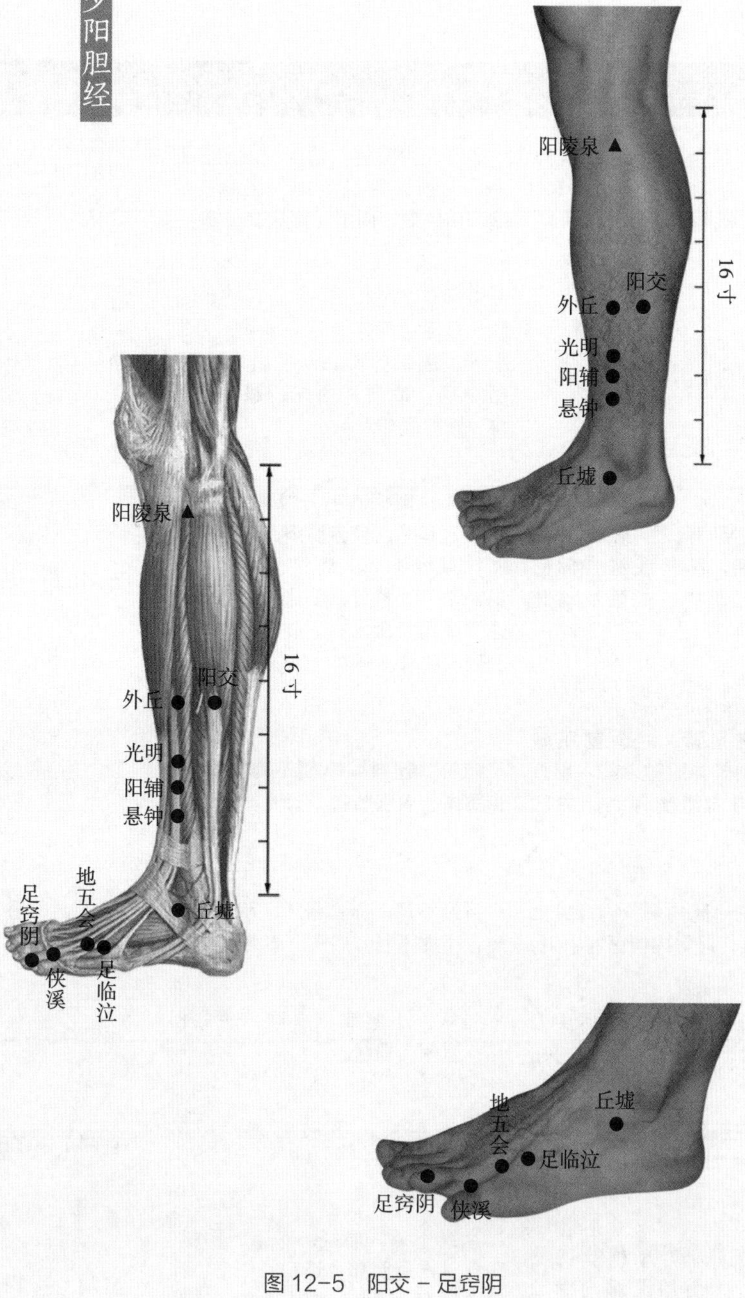

阳陵泉 ▲

阳交

外丘

光明

阳辅

悬钟

丘墟

16寸

阳陵泉 ▲

外丘

阳交

光明

阳辅

悬钟

地五会

足窍阴

侠溪

足临泣

丘墟

16寸

丘墟

地五会

足临泣

足窍阴

侠溪

图 12-5　阳交 – 足窍阴

# 第十三章　足厥阴肝经经穴

| 穴位 | 定位 | 主治 | 操作 |
|------|------|------|------|
| 大敦 | 在足趾，大趾末节外侧，趾甲根角侧后方0.1寸（指寸）。 | 疝气、少腹痛；遗尿、癃闭、五淋、尿血；月经不调、崩漏、阴缩、阴中痛、阴挺；癫痫、善寐。 | 浅刺0.1～0.2寸，或点刺出血。 |
| 行间 | 在足背，第1、2趾间，趾蹼缘后方赤白肉际处。 | 中风、癫痫、头痛、耳鸣、目眩、目赤肿痛、青盲、口㖞；月经不调、痛经、闭经、崩漏、带下；阴中痛、疝气；遗尿、癃闭、五淋；胸胁满痛。 | 直刺0.5～0.8寸。 |
| 太冲 | 在足背，当第1、2跖骨间，跖骨底结合部前方凹陷中，或触及动脉搏动。 | 中风、癫痫、小儿惊风；头痛、眩晕、耳鸣、目赤肿痛、口㖞、咽痛；月经不调、痛经、闭经、崩漏、带下；黄疸、胁痛、腹胀、呕逆；癃闭、遗尿；下肢痿痹、足跗肿痛、腰脊疼痛。 | 直刺0.5～0.8寸。 |
| 中封 | 在足背，胫骨前肌腱与踇长伸肌腱之间，足舟骨与内侧楔骨之间的凹陷中。 | 疝气；遗精；小便不利；腰痛、少腹痛、内踝肿痛；咽干。 | 直刺0.5～0.8寸。 |
| 蠡沟 | 在小腿内侧，内踝尖上5寸，胫骨内侧面的中央。 | 月经不调、赤白带下、阴挺、阴痒；小便不利；疝气、睾丸肿痛。 | 平刺0.5～0.8寸。 |
| 中都 | 在小腿内侧，内踝尖上7寸，胫骨内侧面的中央。 | 疝气、小腹痛；崩漏、恶露不尽；泄泻；遗精。 | 平刺0.5～0.8寸。 |
| 膝关 | 在膝部，胫骨内侧髁的下方，阴陵泉后1寸。 | 膝髌肿痛、下肢痿痹、历节风痛。 | 直刺1～1.5寸。 |
| 曲泉 | 在膝部，腘横纹内侧端，半腱肌肌腱内缘凹陷中。 | 月经不调、痛经、带下、阴挺、阴痒、产后腹痛；遗精、阳痿、疝气；小便不利；膝髌肿痛、下肢痿痹。 | 直刺1～1.5寸。 |

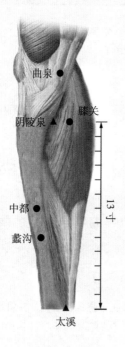

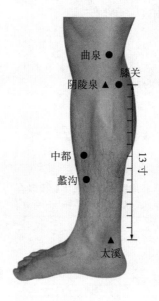

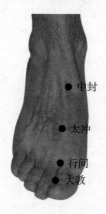

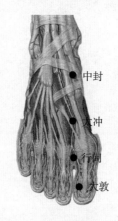

图 13-1 大敦－曲泉

| 穴位 | 定位 | 主治 | 操作 |
|---|---|---|---|
| 阴包 | 在股前区，髌底上4寸，股薄肌与缝匠肌之间。 | 月经不调；小便不利、遗尿；腰骶痛引少腹。 | 直刺0.8～1.5寸。 |
| 足五里 | 在股前区，气冲直下3寸，动脉搏动处。 | 少腹痛；小便不通、阴挺、睾丸肿痛；瘰疬。 | 直刺0.8～1.5寸。 |
| 阴廉 | 在股前区，气冲直下2寸。 | 月经不调、带下；少腹痛。 | 直刺0.8～1.5寸。 |
| 急脉 | 在腹股沟区，横平耻骨联合上缘，前正中线旁开2.5寸处。 | 少腹痛、疝气；阴挺、阴茎痛。 | 避开动脉，直刺0.5～1寸。 |
| 章门 | 在侧腹部，第11肋游离端的下际。 | 腹痛、腹胀、肠鸣、腹泻、呕吐等胃肠病证；胁痛、黄疸、痞块等肝脾病证。 | 直刺0.8～1寸。 |
| 期门 | 在胸部，第6肋间隙，前正中线旁开4寸。 | 胸胁肿痛、呕吐、吞酸、呃逆、腹胀、腹泻等肝胃病证；乳痈。 | 斜刺或平刺0.5～0.8寸，不可深刺，以免伤及内脏。 |

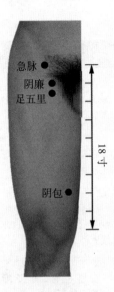

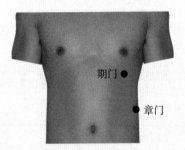

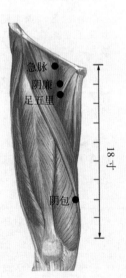

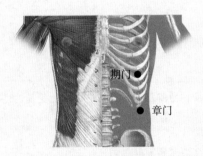

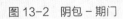

图 13-2 阴包－期门

# 第十四章　督脉经穴

| 穴位 | 定位 | 主治 | 操作 |
|---|---|---|---|
| 长强 | 在会阴区，尾骨下方，尾骨端与肛门连线的中点处。 | 腹泻、痢疾、便血、便秘、痔疮、脱肛等肠腑病证；癫狂；腰脊和尾骶部疼痛。 | 紧靠尾骨前面斜刺0.8～1寸，不宜深刺，以免伤及直肠。 |
| 腰俞 | 在骶区，正对骶管裂孔，后正中线上。 | 腹泻、痢疾、便血、便秘、痔疮、脱肛；月经不调、闭经；腰脊强痛、下肢痿痹；痫证。 | 向上斜刺0.5～1寸。 |
| 腰阳关 | 在脊柱区，第4腰椎棘突下凹陷中，后正中线上。 | 腰骶疼痛、下肢痿痹；月经不调、赤白带下等妇科病；遗精、阳痿等男科病证。 | 向上斜刺0.5～1寸。多用灸法。 |
| 命门 | 在脊柱区，第2腰椎棘突下凹陷中，后正中线上。 | 腰脊强痛、下肢痿痹；月经不调、赤白带下、闭经、不孕；遗精、遗尿、阳痿、精冷不育、小便频数；小腹冷痛、腹泻。 | 向上斜刺0.5～1寸。多用灸法。 |
| 悬枢 | 在脊柱区，第1腰椎棘突下凹陷中，后正中线上。 | 腰脊强痛；腹胀、腹痛、完谷不化、腹泻、痢疾等胃肠病证。 | 向上斜刺0.5～1寸。 |
| 脊中 | 在脊柱区，第11胸椎棘突下凹陷中，后正中线上。 | 癫痫；黄疸；腹泻、痢疾、痔疮、脱肛、便血等肠腑病证；腰脊强痛；小儿疳积。 | 向上斜刺0.5～1寸。 |
| 中枢 | 在脊柱区，第10胸椎棘突下凹陷中，后正中线上。 | 黄疸；呕吐、腹满、胃痛、食欲不振等脾胃病证；腰背疼痛。 | 向上斜刺0.5～1寸。 |
| 筋缩 | 在脊柱区，第9胸椎棘突下凹陷中，后正中线上。 | 癫狂痫；抽搐、脊强、四肢不收、筋挛拘急等筋病；胃痛；黄疸。 | 向上斜刺0.5～1寸。 |
| 至阳 | 在脊柱区，第7胸椎棘突下凹陷中，后正中线上。 | 黄疸、胸胁胀满等肝胆病证；咳嗽、气喘；腰背疼痛、脊强。 | 向上斜刺0.5～1寸。 |

本经腧穴主治神志病、热病、腰骶、背、头项等局部病证及相应的内脏病证。

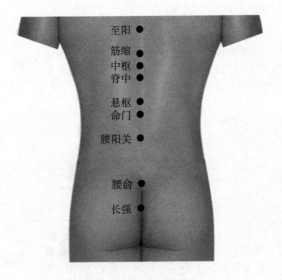

至阳
筋缩
中枢
脊中
悬枢
命门
腰阳关
腰俞
长强

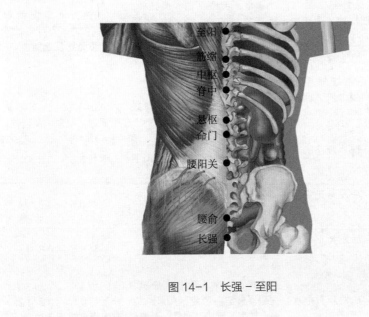

至阳
筋缩
中枢
脊中
悬枢
命门
腰阳关
腰俞
长强

图 14-1 长强－至阳

| 穴位 | 定位 | 主治 | 操作 |
|---|---|---|---|
| 灵台 | 在脊柱区，第6胸椎棘突下凹陷中，后正中线上。 | 咳嗽、气喘；脊痛、项强；疔疮。 | 向上斜刺0.5～1寸。 |
| 神道 | 在脊柱区，第5胸椎棘突下凹陷中，后正中线上。 | 心痛、心悸、怔忡等心疾；失眠、健忘、中风不语、痫证等神志病；咳嗽、气喘；腰脊强、肩背痛。 | 向上斜刺0.5～1寸。 |
| 身柱 | 在脊柱区，第3胸椎棘突下凹陷中，后正中线上。 | 身热、头痛、咳嗽、气喘等外感病证；癫狂痫等神志病；腰脊强痛；疔疮发背。 | 向上斜刺0.5～1寸。 |
| 陶道 | 在脊柱区，第1胸椎棘突下凹陷中，后正中线上。 | 热病、疟疾、恶寒发热、咳嗽、气喘等外感病证；骨蒸潮热；癫狂；脊强。 | 向上斜刺0.5～1寸。 |
| 大椎 | 在脊柱区，第7颈椎棘突下凹陷中，后正中线上。 | 热病、疟疾、恶寒发热、咳嗽、气喘等外感病证；骨蒸潮热；小儿惊风等神志病；脊痛、项强；风疹、痤疮。 | 向上斜刺0.5～1寸。 |
| 哑门 | 在颈后区，第2颈椎棘突上际凹陷中，后正中线上。 | 暴喑、舌缓不语；癫狂痫、癔症等神志病；头痛、颈项强痛。 | 正坐位，头微向前倾，向下颌方向缓慢刺入0.5～1寸。不可向上深刺，以免伤及延髓。 |
| 风府 | 在颈后区，枕外隆凸直下，两侧斜方肌之间凹陷中。 | 中风、癫狂痫、癔症等神志病；头痛、眩晕、颈项强痛、咽喉肿痛、失音、目痛、鼻衄等内、外风为患病证。 | 正坐位，头微向前倾，向下颌方向缓慢刺入0.5～1寸。不可向上深刺，以免伤及延髓。 |
| 脑户 | 在头部，枕外隆凸的上缘凹陷中。 | 头晕、项强；失音；癫痫。 | 平刺0.5～0.8寸。 |
| 强间 | 在头部，后发际正中直上4寸。 | 头痛、目眩、项强；癫狂。 | 平刺0.5～0.8寸。 |
| 后顶 | 在头部，后发际正中直上5.5寸。 | 头痛、眩晕；癫狂痫、失眠。 | 平刺0.5～0.8寸。 |
| 百会 | 在头部，前发际正中直上5寸。 | 痴呆、中风、失语、瘛疭、失眠、健忘、癔症；头风、头痛、眩晕、耳鸣；脱肛、阴挺、胃下垂、肾下垂等下陷病证。 | 平刺0.5～0.8寸。升阳举陷可用灸法。 |

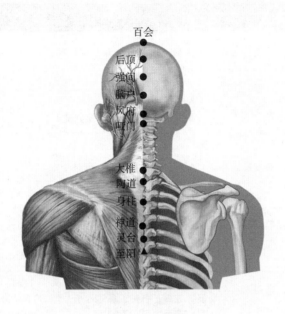

百会
后顶
强间
脑户
风府
哑门
大椎
陶道
身柱
神道
灵台
至阳

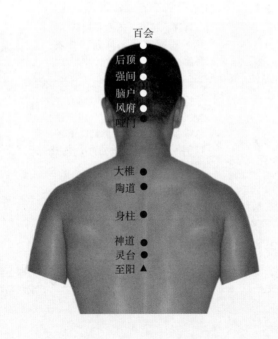

百会
后顶
强间
脑户
风府
哑门
大椎
陶道
身柱
神道
灵台
至阳

图 14-2　灵台－百会

| 穴位 | 定位 | 主治 | 操作 |
|---|---|---|---|
| 前顶 | 在头部，前发际正中直上 3.5 寸。 | 头痛、眩晕；鼻渊；癫狂病、小儿惊风。 | 平刺 0.5 ~ 0.8 寸。 |
| 囟会 | 在头部，前发际正中直上 2 寸。 | 头痛、眩晕；鼻渊；癫狂病。 | 平刺 0.5 ~ 0.8 寸。小儿前囟未闭者禁针。 |
| 上星 | 在头部，前发际正中直上 1 寸。 | 头痛、眩晕、目痛、鼻渊、鼻衄；热病、疟疾；癫狂。 | 平刺 0.5 ~ 0.8 寸。 |
| 神庭 | 在头部，前发际正中直上 0.5 寸。 | 癫狂病、失眠、惊悸；头痛、目眩、目赤、目翳、鼻渊、鼻衄。 | 平刺 0.5 ~ 0.8 寸。 |
| 印堂 | 在额部，当两眉头的中间。 | 痴呆、癫痫、失眠、健忘；头痛、眩晕；鼻衄、鼻渊；小儿惊风、产后血晕、子痫。 | 提捏局部皮肤，平刺 0.3 ~ 0.5 寸，或三棱针点刺出血。 |
| 素髎 | 在面部，鼻尖的正中央。 | 昏迷、惊厥、新生儿窒息、休克、呼吸衰竭；鼻渊、鼻塞、鼻衄。 | 向上斜刺 0.3 ~ 0.5 寸，或点刺出血。 |
| 水沟 | 在面部，人中沟的上 1/3 与中 1/3 交点处。 | 昏迷、晕厥、中风、中暑、休克、呼吸衰竭；癔症、癫狂病、急慢惊风；鼻塞、鼻衄、面肿、口㖞、齿痛、牙关紧闭；闪挫腰痛。 | 向上斜刺 0.3 ~ 0.5 寸，强刺激或指甲掐按。 |
| 兑端 | 在面部，上唇结节的中点。 | 昏迷、晕厥、癫狂、癔症；口㖞、口噤、口臭、齿痛。 | 向上斜刺 0.2 ~ 0.3 寸。 |
| 龈交 | 在上唇内，上唇系带与上牙龈的交点。 | 口㖞、口噤、口臭、齿衄、齿痛、鼻衄、面赤颊肿；癫狂、心烦、癔症。 | 向上斜刺 0.2 ~ 0.3 寸，或点刺出血。 |

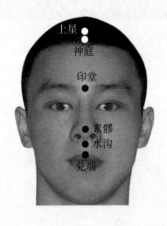

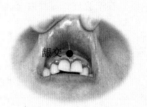

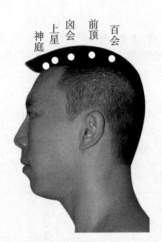

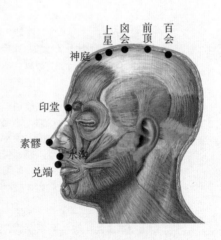

图 14-3 前顶 - 龈交

# 第十五章　任脉经穴

| 穴位 | 定位 | 主治 | 操作 |
|---|---|---|---|
| 会阴 | 在会阴区。男性在阴囊根部与肛门连线的中点，女性在大阴唇后联合与肛门连线的中点。 | 溺水窒息、昏迷、癫狂痫；小便不利、遗尿、遗精、阴痛、阴痒、脱肛、阴挺、痔疮；月经不调。 | 直刺0.5～1寸，孕妇禁针。 |
| 曲骨 | 在下腹部，耻骨联合上缘，前正中线上。 | 小便不利、遗尿；遗精、阳痿、阴囊湿痒；月经不调、痛经、赤白带下；少腹胀满。 | 直刺1～1.5寸，孕妇慎用。 |
| 中极 | 在下腹部，脐中下4寸，前正中线上。 | 遗尿、小便不利、癃闭；遗精、阳痿、不育；月经不调、崩漏、阴挺、阴痒、不孕、产后恶露不尽、带下。 | 直刺1～1.5寸，孕妇慎用。 |
| 关元 | 在下腹部，脐中下3寸，前正中线上。 | 中风脱证、虚劳冷惫、羸瘦无力；少腹疼痛、疝气；腹泻、痢疾、脱肛、便血；五淋、尿血、尿闭、尿频；遗精、阳痿、早泄、白浊；月经不调、痛经、闭经、崩漏、带下、阴挺、恶露不尽、胞衣不下。 | 直刺1～1.5寸，多用灸法，孕妇慎用。 |
| 石门 | 在下腹部，当脐中下2寸，前正中线上。 | 腹胀、腹泻、痢疾、绕脐痛；奔豚气、疝气；水肿、小便不利、遗精、阳痿；闭经、带下、崩漏、产后恶露不尽。 | 直刺1～1.5寸，孕妇慎用。 |
| 气海 | 在下腹部，脐中下1.5寸，前正中线上。 | 虚脱、形体羸瘦、脏气衰惫、乏力；水谷不化、绕脐痛、腹泻、痢疾、便秘；小便不利、遗尿；遗精、阳痿、疝气；月经不调、痛经、闭经、崩漏、带下、阴挺、产后恶露不止、胞衣不下。 | 直刺1～1.5寸，多用灸法，孕妇慎用。 |
| 阴交 | 在下腹部，脐中下1寸，前正中线上。 | 腹痛、疝气；水肿、小便不利；月经不调、崩漏、带下。 | 直刺1～1.5寸，孕妇慎用。 |
| 神阙 | 在脐区，脐中央。 | 虚脱、中风脱证；腹痛、腹胀、腹泻、痢疾、便秘、脱肛；水肿、小便不利。 | 一般不针，多用艾条灸或艾炷隔盐灸法。 |

　　本经腧穴主治少腹、脐腹、胃脘、胸、颈、咽喉、头面等局部病证和相应内脏病证，部分腧穴有强壮作用或可治疗神志病。

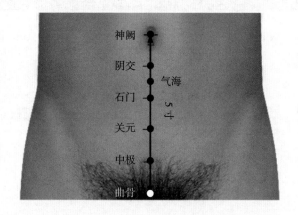

神阙

阴交

石门　气海

关元　5寸

中极

曲骨

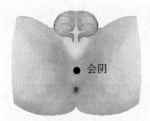

会阴

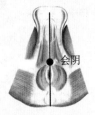

会阴

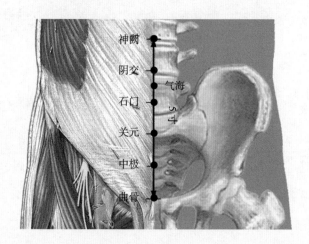

神阙

阴交

石门　气海

关元　5寸

中极

曲骨

图 15-1　会阴－神阙

| 穴位 | 定位 | 主治 | 操作 |
|---|---|---|---|
| 水分 | 在上腹部，脐中上1寸，前正中线上。 | 水肿、小便不利；腹痛、腹泻、反胃、吐食。 | 直刺1～1.5寸，水病多用灸法。 |
| 下脘 | 在上腹部，脐中上2寸，前正中线上。 | 腹痛、腹胀、腹泻、呕吐、呃逆、完谷不化、小儿疳积；痞块。 | 直刺1～1.5寸。 |
| 建里 | 在上腹部，脐中上3寸，前正中线上。 | 胃痛、呕吐、食欲不振、腹胀、腹痛；水肿。 | 直刺1～1.5寸。 |
| 中脘 | 在上腹部，脐中上4寸，前正中线上。 | 胃痛、腹胀、纳呆、呕吐、吞酸、呃逆、小儿疳积；黄疸；癫狂、脏躁；头痛；月经不调。 | 直刺1～1.5寸。 |
| 上脘 | 在上腹部，脐中上5寸，前正中线上。 | 胃痛、呕吐、纳呆、呃逆、腹胀等胃腑病证；癫痫。 | 直刺1～1.5寸。 |
| 巨阙 | 在上腹部，脐中上6寸，前正中线上。 | 癫狂病；胸痛、心悸；呕吐、吞酸。 | 向下斜刺0.5～1寸。不可深刺，以免伤及内脏。 |
| 鸠尾 | 在上腹部，剑胸结合下1寸，前正中线上。 | 癫狂病；胸痛、胸满咳逆；腹胀、呃逆。 | 向下斜刺0.5～1寸。 |
| 中庭 | 在胸部，剑胸结合中点处，前正中线上。 | 胸腹胀满、噎膈、呕吐等胃气上逆病证；心痛；梅核气。 | 平刺0.3～0.5寸。 |

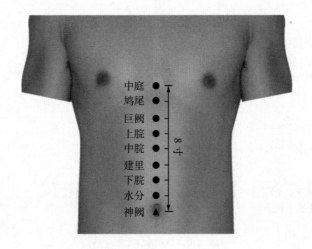

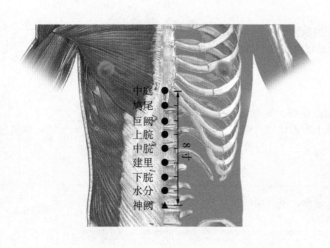

图 15-2　水分 - 中庭

| 穴位 | 定位 | 主治 | 操作 |
|------|------|------|------|
| 膻中 | 在胸部，横平第 4 肋间隙，前正中线上。 | 咳嗽、气喘、胸闷、心痛、噎膈、呃逆；产后少乳、乳痈、乳癖。 | 平刺 0.3 ~ 0.5 寸。 |
| 玉堂 | 在胸部，横平第 3 肋间隙，前正中线上。 | 咳嗽、气喘、胸闷、胸痛、乳房胀痛、呕吐。 | 平刺 0.3 ~ 0.5 寸。 |
| 紫宫 | 在胸部，横平第 2 肋间隙，前正中线上。 | 咳嗽、气喘、胸痛。 | 平刺 0.3 ~ 0.5 寸。 |
| 华盖 | 在胸部，横平第 1 肋间隙，前正中线上。 | 咳嗽、气喘、胸痛、胸胁支满。 | 平刺 0.3 ~ 0.5 寸。 |
| 璇玑 | 在胸部，胸骨上窝下 1 寸，前正中线上。 | 咳嗽、气喘、胸痛；咽喉肿痛；积食。 | 平刺 0.3 ~ 0.5 寸。 |
| 天突 | 在颈前区，胸骨上窝中央，前正中线上。 | 咳嗽、哮喘、胸痛、咽喉肿痛、暴喑；瘿气、梅核气、噎膈。 | 先直刺 0.2 ~ 0.3 寸，然后将针尖向下，紧靠胸骨柄后方刺入 1 ~ 1.5 寸。 |
| 廉泉 | 在颈前区，喉结上方，舌骨上缘凹陷中，前正中线上。 | 中风失语、暴喑、舌强不语、吞咽困难、舌缓流涎、舌下肿痛、口舌生疮、喉痹。 | 向舌根斜刺 0.5 ~ 0.8 寸。 |
| 承浆 | 在面部，颏唇沟的正中凹陷处。 | 口㖞、齿龈肿痛、流涎；暴喑、癫狂、中风昏迷。 | 斜刺 0.3 ~ 0.5 寸。 |

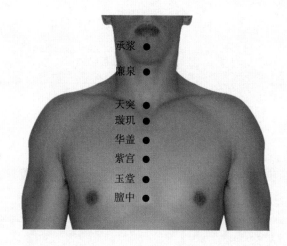

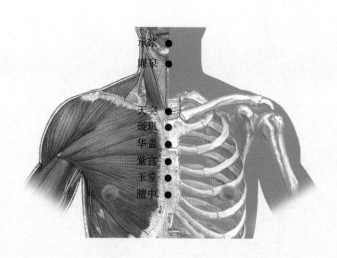

图 15-3　膻中 – 承浆